RODILLAS SANAS PARA SIEMPRE

Lo que no le dice el traumatólogo en la consulta

Dr. Juan Carlos Albornoz

SEGUNDA EDICIÓN 2020

CONTENIDO

INTRODUCCIÓN.

Los problemas de rodilla son uno de los más comunes y poco entendidos en la consulta de traumatología. Es una de las articulaciones que más trabajo recibe y la que más se ve afectada con el problema mundial de sobrepeso.

El objetivo de este libro es dar a entender esta articulación para así poder prevenir y tratar mejor los problemas que la afectan.

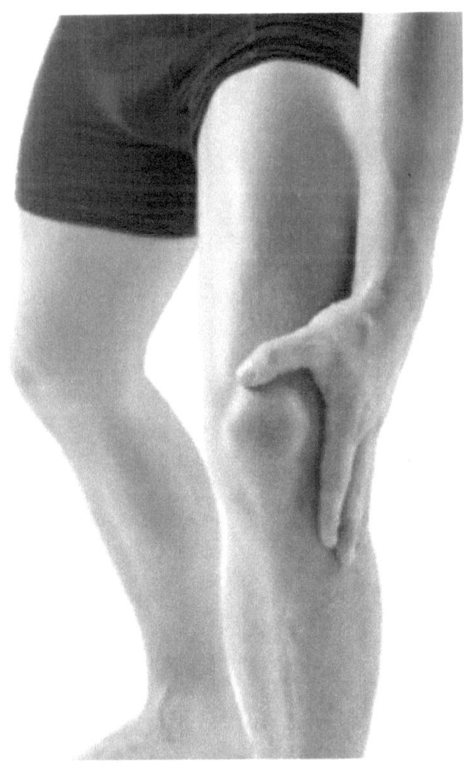

ENTENDIENDO SU RODILLA

La rodilla es la articulación más grande del cuerpo humano y está formada por tres huesos: el fémur, la tibia y la rótula o patela.   En realidad se trata de dos articulaciones: la articulación de la tibia con el fémur o femorotibial y la articulación del fémur con la rótula que es la patelofemoral.

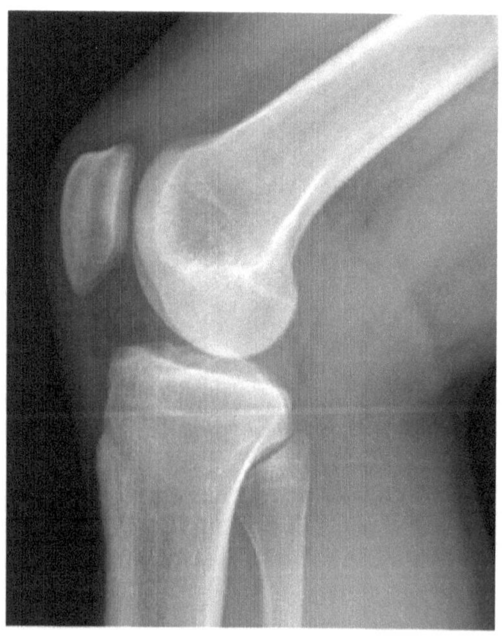

La rodilla tiene además varios ligamentos que le dan estabilidad y los meniscos, que son unos amortiguadores que se encuentran entre el fémur y la tibia.

A la rodilla le da estabilidad varios ligamentos, siendo los más importantes el Cruzado Anterior, Cruzado Posterior, Colateral Medial y Colateral Externo.

La rodilla tiene dos movimientos principales: Flexión y Extensión. También puede realizar rotación interna y externa, pero este movimiento es mucho más limitado.

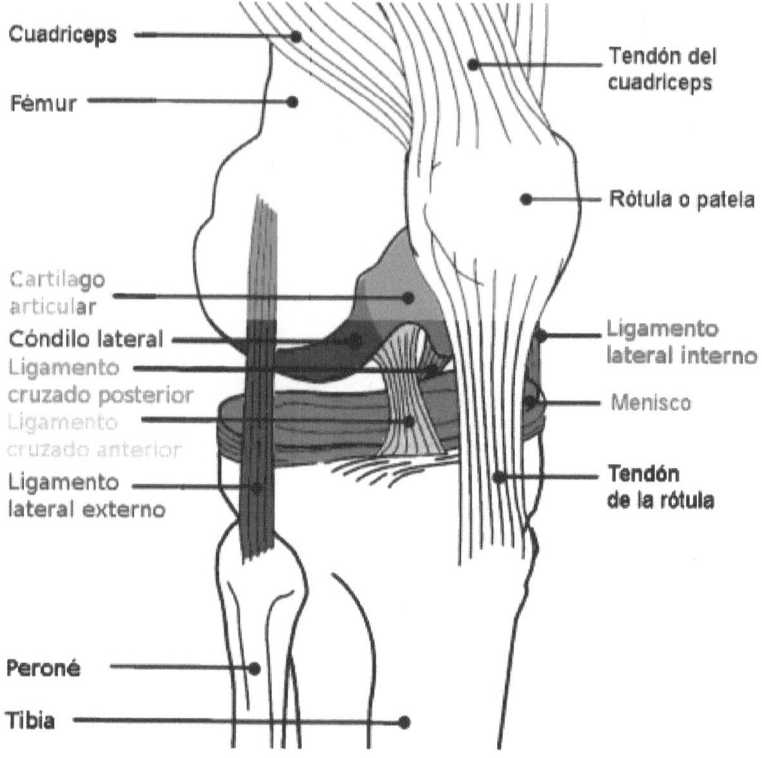

La extensión es realizada por el músculo cuádriceps, el más importante de la rodilla. En realidad el cuádriceps es la unión de 4 músculos: vasto interno, vasto externo, vasto medial y recto femoral.

La flexión es realizada por los músculos isquiotibiales: bíceps femoral, semitendinoso y semimembranoso.

PRIMERO LA PREVENCIÓN

5 consejos para tener unas rodillas sanas

1. Controle su peso

Tener sobrepeso le puede hacer mucho daño a sus rodillas. Un sobrepeso del 20% puede aumentar en 7 a 10 veces el riesgo de sufrir artrosis de rodilla. El problema es que nuestro peso puede multiplicarse hasta por 4 veces cuando bajamos una escalera o saltamos, de manera que si pesas 100 kilos tus rodillas pueden sufrir un impacto de 400 kilos.

2. Practique ejercicio

Especialmente ejercicio de bajo impacto. El cartílago de nuestras articulaciones no tiene vasos sanguíneos, de manera que la nutrición del mismo viene por el líquido articular. El ejercicio mejora la calidad de nuestro cartílago y su resistencia, pero hay que tener cuidado con los ejercicios de alto impacto, tales como saltar y correr.

3. Fortalezca los músculos de sus piernas.

El cuádriceps es el músculo grande que tenemos en nuestros muslos. Es el músculo más importante para darle estabilidad a la rodilla, y su debilidad ocasiona condromalacia rotuliana y artrosis patelofemoral. Además un cuádriceps fuerte ayuda a prevenir caídas. Los músculos de la región posterior del muslo y los músculos de la pantorrilla también ayudan a prevenir lesiones.

4. Cuidado con las lesiones deportivas

A pesar de que el ejercicio es excelente para su salud en general, las lesiones pueden acelerar el envejecimiento de sus rodillas. Algunos deportes como el futbol pueden causar e problemas graves en nuestras rodillas, como la ruptura del ligamento cruzado anterior o de los meniscos. Si practica deportes tome todas las previsiones para no tener lesiones.

5. Acuda al traumatólogo

Si su dolor tiene más de dos semanas es mejor buscar un traumatólogo. Es el médico encargado de la salud de sus articulaciones. Le puede recomendar medicinas como analgésicos, infiltraciones o algún procedimiento quirúrgico como la artroscopia que mejore su condición.

LA IMPORTANCIA DEL CUÁDRICEPS.

¿Qué es el Cuádriceps?

Es un poderoso músculo que mueve nuestras rodillas, se llama así porque lo conforman cuatro porciones: vasto interno, vasto externo, recto anterior y crural. Los cuatro músculos se reúnen en un sólo tendón, el tendón del cuádriceps, que engloba la rótula y se inserta en la tibia.

¿Qué función tiene el Cuádriceps?

Es extensor de la pierna, es el músculo que se contrae cuando le damos una patada a un balón de fútbol, pero además le da estabilidad a todas las estructuras de la rodilla.

¿Qué relación tiene el Cuádriceps con los problemas de la rodilla?

Tiene mucha relación, en casi todos los problemas de la rodilla hay un Cuádriceps débil, y casi todos los problemas de rodilla mejoran al mejorar la fuerza del Cuádriceps. En especial, los problemas de la rótula, están muy relacionados a éste músculo.

¿Existen trabajos científicos que demuestren esta relación?

Si, el tener un cuádriceps fuerte está demostrado que mejora el problema de condromalacia rotuliana, y recientes estudios lo asocian a mejoría del dolor en los pacientes con artrosis de rodilla, incluso si tienen ya deformidades en varo o valgo.

¿Qué ejercicios debo practicar si sufro problemas de rodilla?

Antes de iniciar cualquier rutina de ejercicios debes acudir a un traumatólogo para que evalúe su caso, el decidirá cuándo iniciar un programa de rehabilitación dirigido por personal calificado.

Para los pacientes con condromalacia rotuliana se recomiendan ejercicios con pesas o máquinas, con una flexión de rodillas menor de 45 grados.

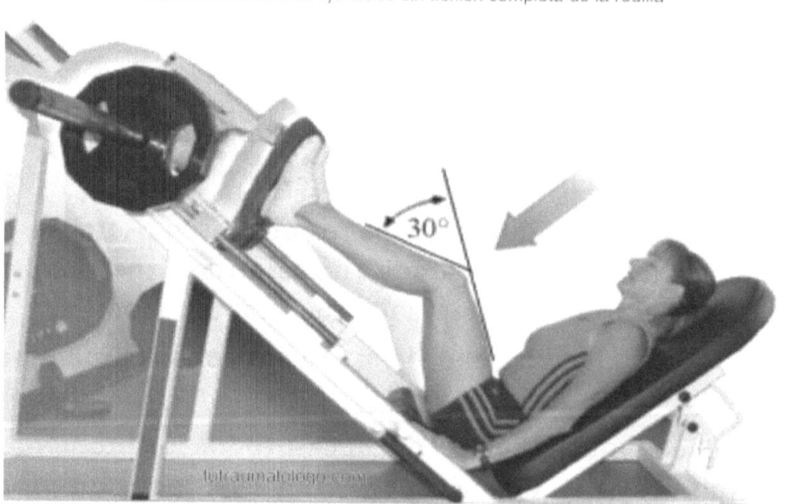

En la condromalacia ejercicios sin flexión completa de la rodilla

GLUCOSAMINA Y CONDROITIN SULFATO.

¿Qué son la glucosamina y el condroitin sulfato?

La glucosamina es una sustancia que se encuentra en estado natural en el cuerpo humano. Es una forma de aminosacárido que juega un papel muy importante en la formación y reparación del cartílago articular.

El Condroitin sulfato es parte de una larga proteína (proteoglicano) que le da elasticidad al cartílago articular, y también previene que enzimas del organismo destruyan el cartílago articular.

Tanto la glucosamina como el codroitinsulfato son extraídas de tejidos animales. La glucosamina es extraída del caparazón de langosta, cangrejos o camarones. El condroitin sulfato es extraído de cartílagos animales tales como tráqueas o cartílago de tiburón.

¿Qué hacen la glucosamina y el condroitin sulfato?

Algunos estudios confirman alivio del dolor en la Osteoartritis semejante al producido por los AINES, pero sin sus efectos secundarios. Parece que también pueden ayudar a reparar el cartílago dañado en la osteoartritis, e incluso modificar el curso de la enfermedad, sin embargo estos beneficios no han sido confirmados totalmente. Recientemente los beneficios de la glucosamina con condroitin han sido puestos en duda por recientes trabajos.

¿Cuál es la dosis apropiada de glucosamina y el condroitin sulfato?

Los estudios que se han efectuado sugieren que la dosis ideal es de 1500 mg de glucosamina y 1200 mg de condroitin sulfato.

¿La glucosamina con condroitin es una medicina?

No, no son considerados medicamentos sino suplementos alimenticios. Las regulaciones de estos productos no son tan estrictas como la de las medicinas, por esto debe buscar los que son fabricados en compañías de confianza.

¿Están indicados en mi caso?

Estos medicamentos han dado resultado en los casos de Osteoartritis leve a moderada. En osteoartritis severa está indicado el reemplazo articular. Si su dolor es producido por otra enfermedad como artritis reumatoide o gota, no va a encontrar alivio. De manera que debe acudir al traumatólogo para que él determine si es el tratamiento indicado.

¿La glucosamina con condrotin funciona en todas las personas?

No.   Hay personas en las que no causa nigún alivio.   Si le ha tomado por más de tres meses y no siente ningún cambio notifíquelo a su médico. Lo mejor va a ser suspenderlo.

¿Debo suspender los otros medicamentos que tomo para la Osteoartritis ?

No, puede tomar los medicamentos en conjunto con antiinflamatorios no esteroideos u otros medicamentos que emplee para el tratamiento de su artrosis.

¿Qué efectos secundarios tienen el condroitin sulfato y la glucosamina?

El efecto secundario más frecuente es flatulencia o gases intestinales. Estos productos son extraídos de animales marinos, por lo tanto debe tenerse precaución en caso de alergia severa a los pescados o mariscos.

En pacientes con diabetes se deben realizar mediciones de glicemia mientras se tome el producto debido a que la glucosamina es un aminosacárido, y puede elevar el azúcar en la sangre.

Si toma algún producto anticoagulante debe tener precaución debido a que el condroitin sulfato incrementa el tiempo de coagulación en algunas personas.

El producto contiene también pequeñas cantidades de Sodio, que se debe tomar en cuenta en los pacientes con regímenes hiposódicos. Consulte la información que ofrece el fabricante, sobre la cantidad de sodio que contiene el producto.

Su seguridad en embarazadas o niños no ha sido estudiada para el momento de escribir esto.

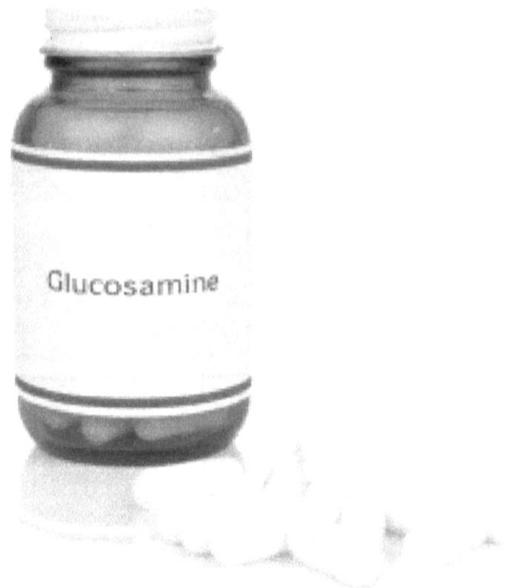
Glucosamine

DOLOR DE RODILLAS AL SUBIR Y BAJAR ESCALERAS

Uno de los motivos de consulta más frecuente cuando el paciente viene al traumatólogo es el dolor en las rodillas al subir y bajar las escaleras. Se puede tratar de pacientes jóvenes o ancianos, que refieren que pueden caminar muy bien en superficies planas pero que tienen dolor al subir o bajar escaleras o cuestas.

¿Por qué me duelen las rodillas al subir y bajar escaleras?

Al subir y bajar escaleras nuestras rótulas hacen más contacto con el fémur, y origina mayor roce o fricción. Lo que sucede es que nuestras rodillas forman un ángulo de 90 grados al subir o bajar escaleras y en este ángulo el roce o contacto de la rótula con el fémur es mayor. Si esta rótula y fémur ya se encuentran desgastados o enfermos entonces generan dolor y crepitación, es decir, que crujen.

¿Qué enfermedades pueden causarme dolor en las rodillas al subir y bajar escaleras?

La condromalacia rotuliana o patelar y la artrosis de rodilla en especial la artrosis patelofemoral son las enfermedades causantes de dolor para subir o bajar escaleras.

¿Qué tipo de rodillera puedo usar si tengo dolor en las rodillas al subir y bajar escaleras?

Rodilleras abierta en la rótula o soporte rotuliano que centralicen la rótula al subir y bajar escaleras.

¿Qué debo hacer si tengo dolor para subir y bajar escaleras?

Debe acudir al traumatólogo, dependiendo del diagnóstico el va a indicar un tratamiento adecuado, desde el uso de analgésicos y rehabilitación hasta la cirugía, en los casos más graves.

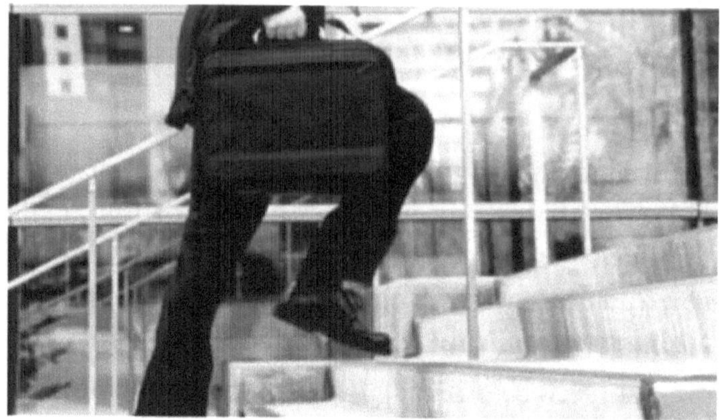

CONDROMALACIA ROTULIANA.

¿Qué es la Condromalacia Rotuliana?

Condromalacia es un término usado inicialmente en 1928, para describir la degeneración del cartílago articular. Literalmente quiere decir reblandecimiento del cartílago de la rótula.

¿Cómo se produce?

Es originada por una mala alineación de la rótula con el fémur, que origina un excesivo roce a nivel de la cara articular de la rótula, que produce desgaste de la misma.

¿Qué síntomas causa la Condromalacia Rotuliana?

Ocasiona dolor al subir y bajar escaleras y dolor al estar mucho tiempo sentado. Este síntoma lo llamaban los antiguos semiólogos el signo de la silla del teatro, el paciente refería dolor intenso después de asistir a una función prolongada.

Otro síntoma característico es la crepitación o sonido que produce la rodilla al flexionarla, el paciente le dice al médico que la rodilla le suena.

¿Quiénes tienen más riesgo de padecerla?

Se presenta en los adolescentes o en los adultos jóvenes, con más frecuencia entre las mujeres, relacionada con mala alineación rotuliana. La rótula está mal alineada de manera semejante al caucho de un vehículo, lo que condiciona que se desgaste de un lado más que del otro. Es especialmente frecuente en jóvenes con genus valgo, es decir rodillas en X.

También la sufren los pacientes que han tenido fracturas o golpes en la rótula y las personas mayores con artrosis.

¿Cómo se diagnostica?

El médico tiene que realizar el interrogatorio, examen físico buscando signos de condromalacia y luego puede pedir estudios como Tomografía computarizada y Resonancia Magnética para confirmar el diagnóstico.

¿Cómo se trata la Condromalacia Rotuliana?

El tratamiento es piramidal, es decir, se comienza desde lo más sencillo hasta lo más complicado. Inicialmente el tratamiento incluye analgésicos, reposo, uso de férulas para alinear la rótula. Es muy importante fortalecer los músculos de la pierna mediante fisioterapia: Cuádriceps e isquiotibiales. Cuando la terapia no funciona se realiza la cirugía, que va desde la liberación del retináculo lateral mediante artroscopia, hasta cirugías abiertas, dependiendo de la severidad del caso.

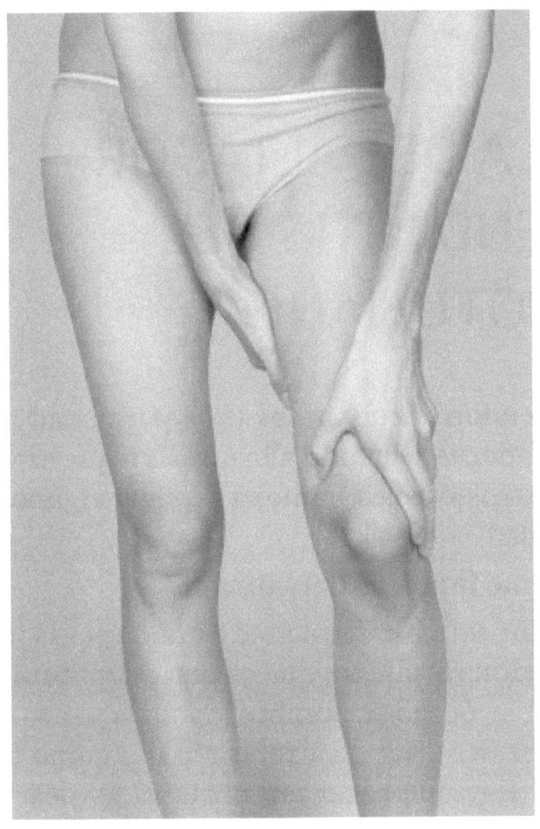

RODILLA DE SALTADOR O TENDINITIS DEL ROTULIANO

La tendinitis del tendón rotuliano es un enfermedad cada vez más frecuente en Venezuela debido a la difusión que está teniendo el fútbol en nuestros jóvenes. Vamos a explicar algunos aspectos de esta enfermedad

¿A qué se conoce como la rodilla del saltador?

La rodilla del saltador es una enfermedad causada por la inflamación crónica del tendón rotuliano, que es una estructura que une a la rótula con la tibia. Como su nombre lo indica se produce en deportistas que realizan saltos, o carreras rápidas como en el fútbol o el basquetbol. Hay que hacer notar que al golpear una pelota el tendón puede soportar una tensión de 7 veces el peso del jugador, y al saltar puede soportar hasta 10 veces el peso del mismo.

¿Por qué se llama rodilla del saltador?

Se llama así porque ocurre en deportes en los cuales el tendón rotuliano sufre impactos súbitos como al saltar. El efecto repetido y continuo de los impactos, cuando no se deja tiempo suficiente para la recuperación, ocasiona una tendinitis crónica del rotuliano.

¿Qué es una tendinitis?

El sufijo itis se refiere a inflamación. Tendinitis es la inflamación de un tendón, que es una estructura fibrosa que une un músculo con un hueso.

¿Qué síntomas caracterizan la tendinitis del rotuliano o rodilla del saltador?

El síntoma principal justo debajo de la rótula, donde comienza el tendón rotuliano. El dolor se agrava cuando realizamos una actividad física, y mejora cuando estamos de reposo o no salimos de la casa.

¿Cómo se clasifica según su gravedad la rodilla del saltador?

Grado I. Dolor sólo después de entrenar

Grado II. Dolor antes y después de entrenar, pero mejora al calentar

Grado III. Dolor que dificulta el desempeño deportivo

Grado IV. Dolor con las actividades diarias

¿Cómo se diagnostica la rodilla del saltador?

El médico debe hacer un diagnóstico preciso, mediante el interrogatorio y examen físico. La radiografía puede ser necesaria para descartar otras patologías, como enfermedad de <u>Osgood.</u> En algunas ocasiones es necesaria la resonancia magnética para descartar rupturas del tendón, en especial en las tendinitis grado III y grado IV.

¿Cómo se trata la rodilla del saltador?

Inicialmente solo reposo, analgésicos, hielo local y elevación del miembro. El uso de férulas para la rodilla puede ser útil, también el ultrasonido y el calor profundo. Es muy importante fortalecer el cuádriceps en la rehabilitación. La cirugía sólo se reserva a casos resistentes a todos los tratamientos anteriores.

Las infiltraciones con Plasma Rico En Plaquetas han sido muy útiles en esta enfermedad. Los esteroides son otra cosa. **El tendón rotuliano no se debe infiltrar con esteroides, porque se debilita y puede romperse.**

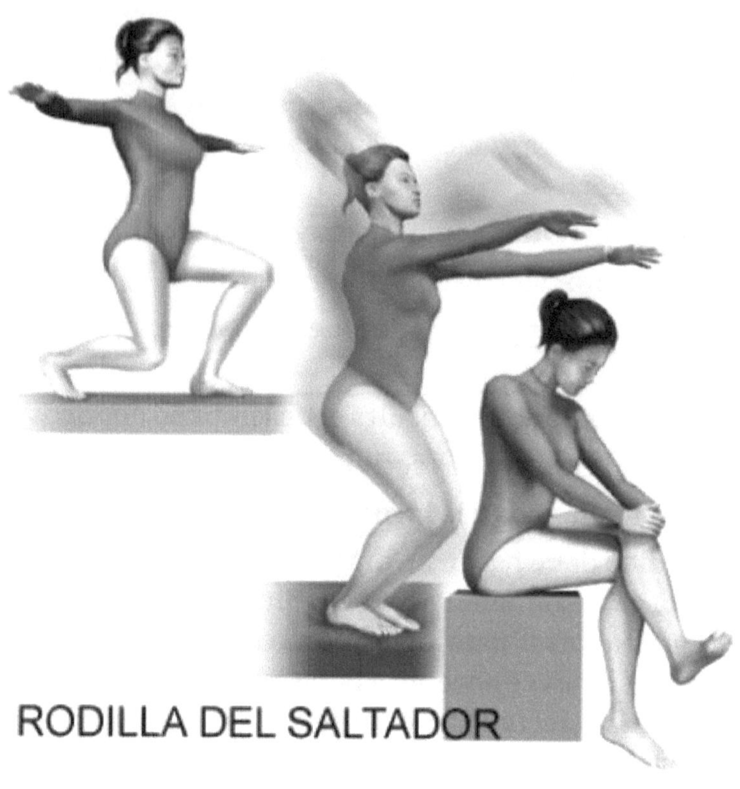

RODILLA DEL SALTADOR

EL SÍNDROME DE LA BANDA ILIOTIBIAL

¿Qué es un la Banda Iliotibial?

La banda iliotibial o cintilla iliotibial de Maissat es una banda gruesa de tejido conectivo que se extiende desde la cadera hasta la rodilla. No es un músculo sino una expansión aponeurótica, es decir, una especie de tendón.

¿A quién se debe su nombre?

La banda iliotibial o cintilla iliotibial de Maissat es un estabilizador lateral de la rodilla, actúa como complemento del ligamento lateral de la rodilla.

¿Por qué escuchamos hablar tanto de esta enfermedad?

Se debe a que estamos haciendo cada vez más actividades físicas, como trotar y montar bicicleta. El síndrome de la banda iliotibial es una enfermedad por sobreuso, por entrenamiento excesivo o defectos en el entrenamiento.

¿Qué síntomas produce el Síndrome de la banda Iliotibial?

Dolor e inflamación en la cara superoexterna de la rodilla, que se exacerba con el entrenamiento.

¿Cómo se produce el síndrome de la banda iliotibial?

Se produce por el movimiento repetido de la banda iliotibial y el roce sobre el cóndilo externo del fémur, que ocasiona inflamación de la banda y de una bursa que se encuentra en el fémur.

¿Quiénes tienen más riesgo de sufrir del síndrome de la banda iliotibial?

Los corredores y ciclistas, sobre todo personas que están subiendo la intensidad recientemente. También el uso de zapatos que produzcan pronación del pie, correr en planos inclinados y una altura inadecuada del sillín de la bicicleta.

Los pacientes con piernas arqueadas y los supinadores también sufren con mucha frecuencia la enfermedad.

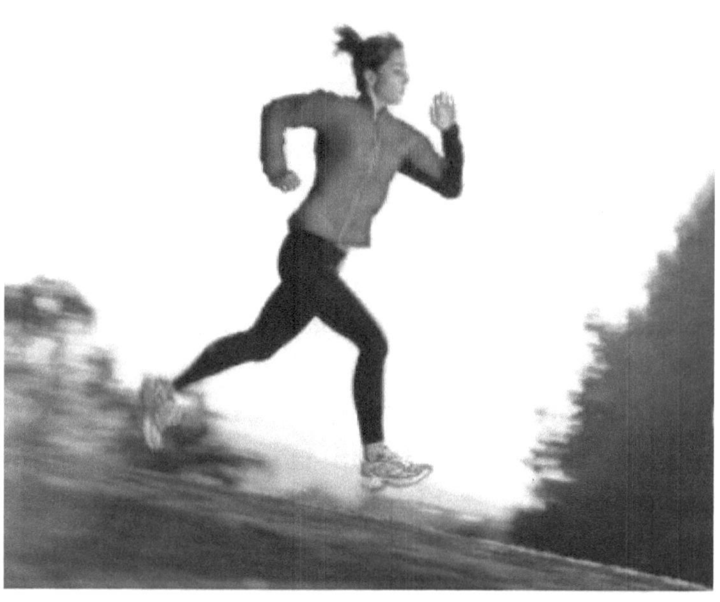

¿Cómo se trata el síndrome de la banda iliotibial?

Se indican antinflamatorios no esteroideos, se deben corregir los errores en el entrenamiento, realizar técnicas de stretchintg para la banda iliotibial, se pueden indicar plantillas para los zapatos. Se debe disminuir el ritmo de entrenamiento, los corredores deben evitar los planos inclinados.

Se puede emplear una férula para Síndrome de la Banda Iliotibial, también colocar frío local después de los entrenamientos. En casos severos se pueden realizar infiltraciones con esteroides de depósito y en algunos casos muy severos y resistentes se emplea la cirugía.

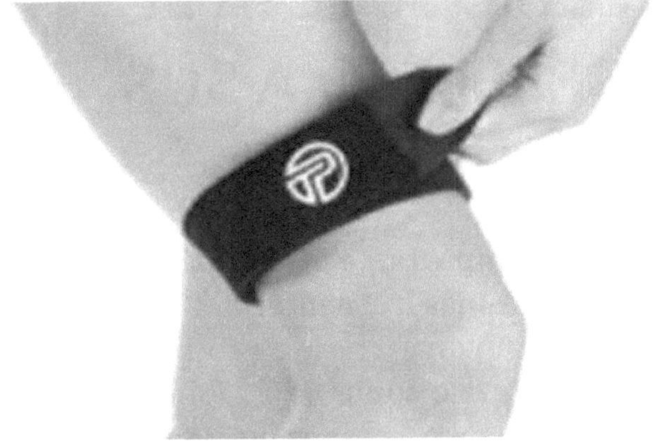

¿CÓMO AFECTA EL SOBREPESO A SUS RODILLAS?

La artrosis es un importante problema de salud, siendo la rodilla la localización más frecuente: el 30% de las personas mayores de 65 años tienen artrosis de rodilla. Existen factores en su aparición que no son modificables, como la edad y la genética, pero existe un factor muy importante que si es modificable que es el sobrepeso. Múltiples estudios científicos reportan la asociación de obesidad con artrosis, pero no solamente en las rodillas, sino en todas las articulaciones del cuerpo. Por ejemplo, el estudio Artrocad, de España, reporta que el 50 % de los pacientes con artrosis tienen obesidad.

Las personas que tienen un sobrepeso de un 20% tienen de 7-10 veces más riesgo de padecer artrosis de rodilla. Por lo tanto la pérdida de peso puede prevenir la enfermedad, y aliviar los síntomas, una vez que la artrosis ya se ha desarrollado.

¿Por qué existe esta asociación entre artrosis de rodilla y obesidad?

Hay dos mecanismos distintos para explicar el papel de la obesidad en la artrosis, uno es obvio: no es lo mismo para una rodilla soportar 65 kilos que 90, el desgaste del cartílago tiene que ser mayor en el segundo caso.   El otro es menos obvio: Los pacientes obesos tienen en su sangre niveles hormonales alterados que aceleran el desgaste del cartílago. De hecho, no solamente aumenta el riesgo de artrosis en las rodillas sino también en las manos y codos, que son articulaciones que no soportan peso.

¿Bajar de peso me va a quitar el dolor de las rodillas?

Si la artrosis ya está instalada no va a quitar el dolor completamente, pero definitivamente lo va a disminuir. En artrosis severa tal vez sean necesarias otras medidas como el reemplazo articular.

¿Por qué es importante el ejercicio?

Por dos razones: Primero porque usted va a rebajar porque gasta más calorías. Lo segundo es que el movimiento previene la destrucción del cartílago articular y mejora la nutrición del mismo. Sin embargo el ejercicio debe ser de bajo impacto: Natación, bicicleta, o simplemente caminar.

¿Cuánto peso menos soportarán mis rodillas si rebajo?

Si una persona pierde cinco kilos, cada rodilla estará sujeta a 20.000 kilos menos de carga por cada dos Kilómetros que camine, o sea, el peso de cuatro vehículos tipo sedán.

¿Qué puedo hacer para rebajar?

Difícil pregunta. Hay que aceptar que la obesidad es una enfermedad crónica, no tiene cura sino tratamiento. Aquí les muestro algunas reglas que pueden ayudarle:

1) Procure disminuir el consumo de carbohidratos, como el azucar, pan, tortas. Use edulcorantes como el "stevia".

2) Consuma frutos secos entre comidas para "engañar" el hambre.

3) No tome jugos, consuma las frutas en trozos.

4) Al parecer el "ayuno intermitente" ayuda a bajar de peso. Consulte con su médico si puede funcionar para usted.

5) Consuma arroz integral, arepas con harina integral o con afrecho.

6) Disminuya el consumo de bebidas alcohólicas, especialmente la cerveza.

7) Solicite evaluación por un nutricionista.

8) Haga ejercicio, previa evaluación por un médico.

MITOS Y VERDADES SOBRE EL LÍQUIDO ARTICULAR.

Existen muchos mitos y creencias populares en relación al líquido que normalmente tenemos en las articulaciones, llamado líquido sinovial o articular. El común de la gente piensa, con cierta razón, que una articulación es como una bisagra, que requiere de aceite para funcionar adecuadamente, y que cuando existe una molestia se debe a la cantidad o la calidad de este componente. En la consulta observamos frecuentemente falsas creencias que asustan y confunden al paciente, y que me parece importante aclarar.

¿Qué es el líquido articular?

Es un fluido que todos tenemos en las articulaciones, y que tiene dos funciones: nutrir el cartílago articular y servir como lubricante, disminuyendo el desgaste y el roce en la articulación.

¿De qué está compuesto el líquido articular?

Es un ultrafiltrado del plasma de la sangre, al que se le ha añadido una glucoproteína, el ácido hialurónico. En condiciones normales tiene muy pocas células. No suele tener hematíes y la cifra de leucocitos varía entre 13 y 200 células por microlitro de líquido sinovial. La cantidad de glucosa es similar a la del plasma, una cantidad muy baja sugiere una infección articular.

¿Qué es el cartílago articular?

Es una capa protectora que cubre los huesos a nivel de las articulaciones. Es blanca, brillante y muy resistente, y evita que el hueso se desgaste al moverse uno contra el otro.

¿Quién lo produce?

Lo produce un tejido de la articulación llamado la Membrana Sinovial. Normalmente la cantidad producida es muy pequeña, pero en procesos inflamatorios aumenta considerablemente, produciendo el llamado derrame articular.

¿De dónde viene la palabra sinovial?

La palabra sinovial viene del griego Sinovium, que quiere decir: Sin = hecho de y Ovum = Huevo. Los griegos antiguos le dieron este nombre debido a las características físicas del liquido sinovial, que es claro y viscoso, con un discreto color amarillo, semejante a la clara del huevo.

DERRAME ARTICULAR

¿Qué es un derrame articular?

Se habla de derrame articular cuando hay una acumulación de líquido excesiva en la articulación, sea de líquido sinovial o sangre. El término derrame confunde, ya que si buscamos el significado de esta palabra, vemos que se refiere a la pérdida de líquido por una rotura del envase. En el derrame articular, lo que sucede es que hay un aumento en la producción del mismo.

¿Qué causa el derrame articular?

Múltiples causas originan un derrame articular. Un traumatismo, una infección, o un problema mecánico de la articulación, sea del cartílago o los ligamentos. También los problemas autoinmunes, como la artritis reumatoidea, y problemas metabólicos como en la gota.

¿Cuál es el principal síntoma de un derrame articular?

Dolor, que se hace especialmente intenso cuando el paciente flexiona la articulación.

¿Qué se hace en caso de un derrame articular?

El médico debe hacer una historia, examinar al paciente, y si el caso lo amerita, hacer una artrocentesis, es decir, extraer el líquido con una inyectadora. El traumatólogo debe tomar precauciones para este procedimiento, limpiar la piel con un povidine o alcohol y puede indicar un antibiótico profiláctico después del procedimiento.

¿Por qué se hace una artrocentesis?

Se hace por dos razones, primero para aliviar el dolor, el líquido articular en exceso comprime las paredes de la cápsula articular ocasionando gran incomodidad. La segunda razón es para estudiar el líquido articular, enviando la muestra a un laboratorio y de esta manera determinar la causa del derrame.

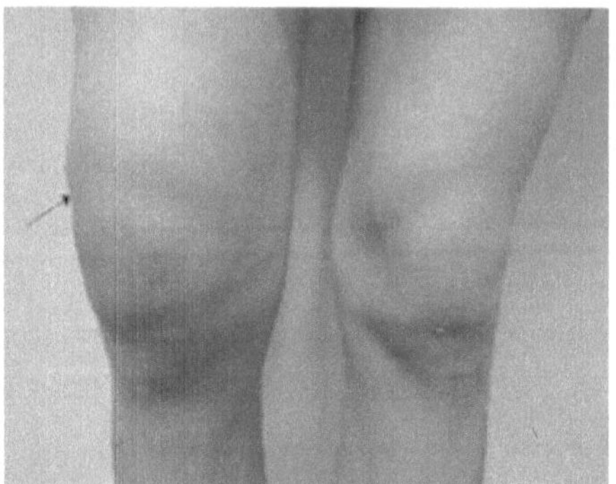

¿Es verdad que si me extraen líquido de una articulación voy a tener problemas de por vida?

No, este es un mito común entre la gente. Una cosa no tiene que ver con la otra, el médico extrae el líquido en exceso, por las razones que explicamos. Dependiendo de la severidad de la causa que originó el derrame, entonces así va a ser el pronóstico de la articulación.

¿QUÉ ES EL PLASMA RICO EN PLAQUETAS?

El Plasma Rico en Plaquetas, abreviado como P.R.P., es un derivado de la sangre que se obtiene por la centrifugación de la misma, hasta obtener un líquido que tiene más de 4 veces el contenido normal de plaquetas de ésta.

Los odontólogos fueron pioneros en su uso, al colocarlos en los implantes dentales para mejorar su fijación. Posteriormente otras especialidades como la Cirugía Plástica y la Traumatología lo han utilizado.

¿El Plasma Rico en Plaquetas es lo mismo que las Células Madres?

NO. El PRP es lo que dice su nombre, un procesado de la sangre rico en plaquetas (por lo menos 4 veces más que la cantidad normal). No tiene nada que ver con las terapias de células madres, es una confusión que existe y, algunas veces una manera poco ética de comercializar un tratamiento con un nombre más atractivo.

¿Cuáles son los usos más importantes que ha tenido en traumatología?

Se ha usado en tendinitis de Aquiles, tendón rotuliano, codo del tenista, cirugía del manguito rotador y en artrosis de rodilla. Se toma a través de una vena una cantidad determinada de sangre y se centrifuga con un equipo especial, se separa el plasma rico en plaquetas y se infiltra en el lugar que se necesita.

¿Cómo se piensa que actúa el Plasma Rico en Plaquetas?

En teoría, las plaquetas acuden al sitio del cuerpo donde hay una lesión, y liberan una serie de sustancias, llamadas factores de crecimiento, que ayudan a reparar los tejidos lesionados. Los factores de crecimiento actúan sobre las células lesionadas como un estimulante para su reparación, es como si a un empleado con sueño le damos un café grande para que trabaje con más energía y más concentrado. Repito, este es el fundamento teórico del uso del Plasma Rico en Plaquetas, pero no ha sido 100% demostrado.

Se han realizado múltiples trabajos científicos sobre la efectividad del Plasma Rico en Plaquetas, pero en algunos casos el PRP sólo exhibe un efecto placebo, es decir, si la persona piensa que un medicamento le va a hacer bien mejora, así le inyectemos sólo solución fisiológica.

En algunos casos, como en la artrosis de rodilla, parece que tiene un efecto beneficioso similar o superior al ácido hialurónico.

¿Por qué se sigue usando el Plasma Rico en Plaquetas si no está 100% demostrada su efectividad?

A pesar de que su uso no está 100% demostrado, si se ha demostrado que no causa daños, es un tratamiento inocuo. Además es poco invasivo, y se trata en enfermedades en que otros tratamientos no han demostrado mucha efectividad.

Es un tratamiento que todavía está en etapa experimental, y en que en algunos pacientes tiene más resultado que en otros. Yo en mi consulta cada vez lo empleo más. Siganos en nuestro instagram para ver información actualizada del tema:

@plasmaricoenplaquetascaracas

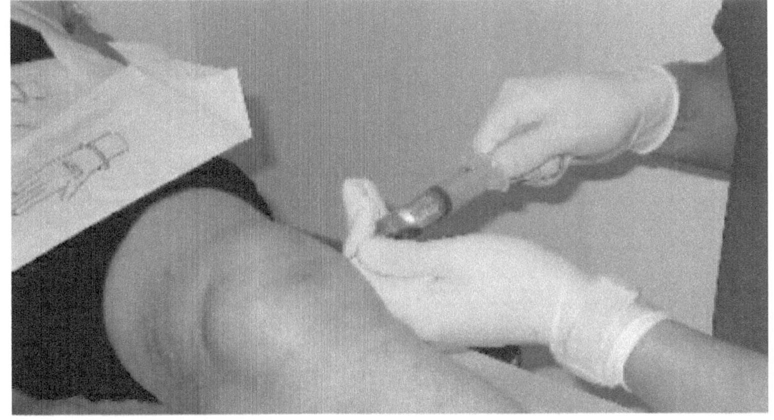

ARTROSCOPIA DE RODILLA

¿Qué es la artroscopia?

Es un método mínimamente invasivo para diagnosticar y tratar problemas articulares.

En la artroscopia se utiliza una cámara y un instrumental motorizado diminuto, de manera que las incisiones en la piel no pasan de 7 milímetros. El nombre artroscopia viene del griego Artro: articulación, scopio: mirar. Literalmente quiere decir mirar dentro de una articulación.

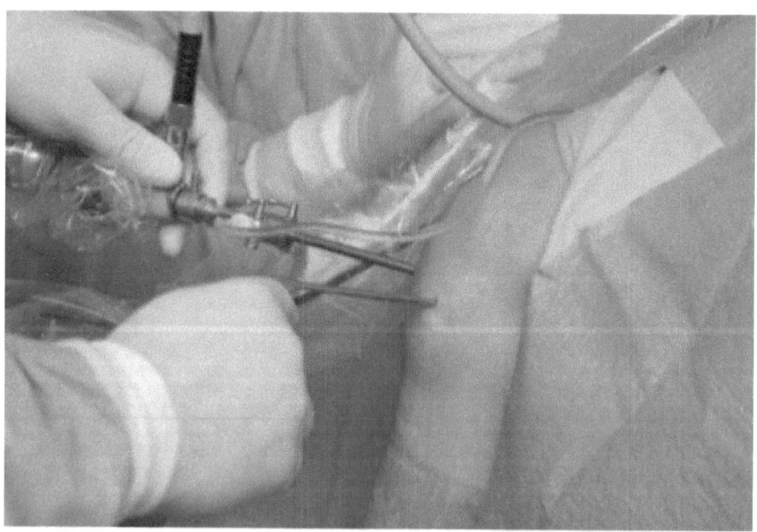

¿Es muy antiguo este procedimiento?

El artroscopio se conoce desde 1932, cuando un japonés, Kenji Takagi, utilizó un cistoscopio infantil para examinar una rodilla. Sin embargo pasaría mucho tiempo hasta la popularización de su invento. Pero el verdadero boom ocurrió en la década del 90, con la aparición de cámaras cada vez más pequeñas, y de la fibra óptica.

Otro avance importante de finales de siglo veinte fue la aparición de la radiofrecuencia, un instrumental especial que realiza cortes precisos.

¿En qué articulaciones se utiliza la artroscopia?

Se utiliza en rodilla, hombro, tobillo y con menor frecuencia en codo y muñeca. Aunque inicialmente se trataba de un procedimiento diagnóstico y el médico realizaba la artroscopia para ver la articulación por dentro, hoy en día es diagnóstico y terapéutico, es decir, el médico diagnostica y cura a la vez.

¿Qué ventajas ofrece la artroscopia sobre la cirugía convencional?

Una incisión de menor tamaño, estéticamente más aceptable y con un período de recuperación menor.

¿Qué desventajas tiene la artroscopia?

Es técnicamente más demandante, el cirujano ve el campo operatorio a través de una pantalla de televisor, y no toca directamente la articulación sino a través de sus instrumental.

-Los equipos que se utilizan son costosos.

-El período de aprendizaje es largo.

¿Todos los procedimientos de las articulaciones se pueden realizar por artroscopia?

No, algunos procedimientos ameritan cirugía abierta, y en otros procedimientos es necesario realizar una combinación de cirugía artroscópica y mini incisiones.

¿Es necesario anestesia durante la artroscopia?

Si, es necesaria la asistencia de un anestesiólogo y el procedimiento debe ser realizado en un quirófano. El procedimiento se puede realizar con anestesia local, raquídea e incluso anestesia local, depende del caso.

¿Las incisiones de la artroscopia son pequeñas?

Si, en el caso de la rodilla son dos pequeñas incisiones de menos de un centímetro, una a cada lado del tendón rotuliano. En el caso del hombro son generalmente 3 incisiones. Para cada incisión sólo se toma un punto de sutura, ya que tiene menos de 1 centímetro cada una.

¿Qué puntos de referencia usa el traumatólogo para las incisiones en la artroscopia de rodilla?

En la artroscopia de rodilla se emplean generalmente dos portales de aproximadamente 8 mm a cada lado del tendón rotuliano, uno lateral y uno medial, a 1, 5 mm de la línea articular. El portal lateral es ligeramente más bajo que el medial. Por el portal lateral se introduce una pequeña cámara que nos muestra una imagen en un televisor. Por el portal medial se introducen los distintos instrumentos que usamos en la artroscopia.

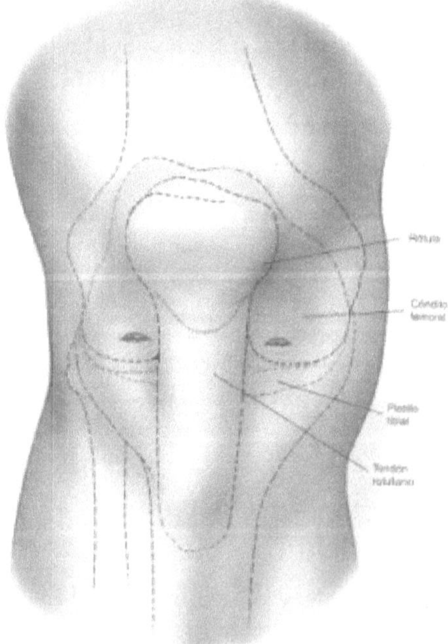

¿En qué posición se coloca el paciente en la artroscopia de rodilla?

Se coloca en decúbito supino sobre la mesa quirúrgica, con la pierna a operar sobre un inmovilizador.

¿Cómo explora la rodilla el traumatólogo en una artroscopia?

Hay que seguir un orden para que no se nos olvide explorar nada. Generalmente se comienza con la articulación femoropatelar, después la parte anterior del menisco.

¿Qué enfermedades de la rodilla se pueden tratar por artroscopia?

-Resección parcial o reparación de meniscos.

-Reconstrucción de ligamento cruzado anterior.

-Desbridamiento de rodilla por artrosis.

-Extracción de cuerpos extraños.

-Condromalacia rotuliana.

-Osteocondritis disecante.

-Plica rotuliana sintomática.

¿Qué complicaciones tiene la artroscopia?

La cirugía por artroscopia no está exenta de complicaciones, sin embargo estas ocurren en menos del 1% de los pacientes. Como en toda cirugía existe siempre el riesgo de infección y de trombosis venosa profunda.

¿Cómo es la recuperación después de la artroscopia?

Depende del procedimiento que se realiza, generalmente el paciente se va de alta el mismo día, después de pasar los efectos de la anestesia y de mejorar el dolor.

¿Es muy dolorosa la artroscopia?

Depende del caso, pero por lo general no es un procedimiento doloroso. El anestesiólogo y su médico tratante se encargarán de darle analgésicos después de la operación para que el dolor sea el mínimo.

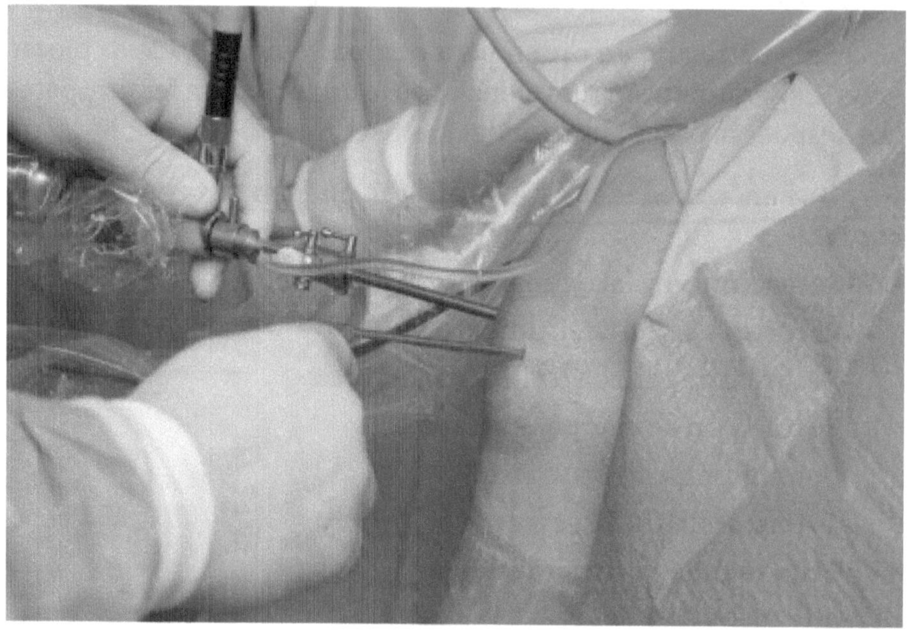

ARTROSCOPIA DE RODILLA

CARTÍLAGO ARTICULAR

¿Qué es el cartílago articular?

El cartílago articular es una capa que cubre la superficie de la articulación, y que tiene las funciones de servir como amortiguador y disminuir la fricción o roce cuando movemos el miembro. Evita que un hueso "choque" contra otro. Tiene un color blanquecino, y cuando está sano es brillante. Mide entre 2 y 4 mm. de espesor.

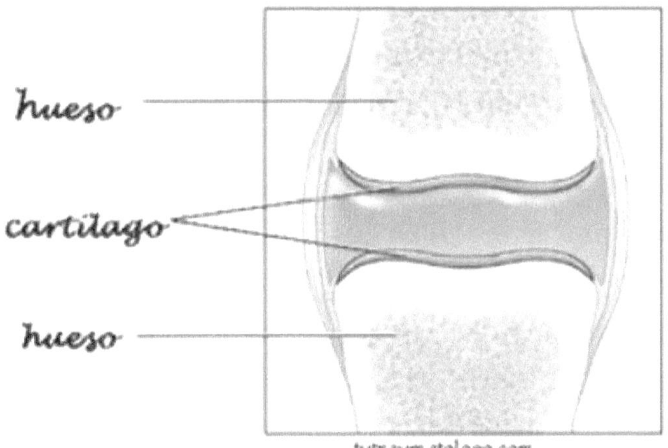

tutraumatologo.com

¿Cómo está formado el cartílago articular?

Está formado por unas células llamadas condrocitos y por fibras de colágeno. Al cartílago articular no llegan terminaciones nerviosas, por lo tanto el dolor de la rodilla no lo produce el cartílago, sino el hueso, el tejido sinovial, la cápsula articular o los ligamentos, tendones y músculos. Al cartílago tampoco le llegan vasos sanguíneos, su nutrición viene del líquido articular y se da por difusión, para lo cual es necesario que la rodilla esté en movimiento.

¿Por qué las lesiones del cartílago articular son tan difíciles de regenerar?

Principalmente Por Dos Razones:

1.- El condrocito, que es la célula del cartílago, tiene poca capacidad de migrar o viajar y reparar lesiones.

2.- El cartílago articular no tiene irrigación sanguínea, lo nutre el liquido articular.

¿Es verdad que el cartílago articular se daña cuando envejecemos?

El cartílago articular pierde su capacidad de regenerarse con la edad, y comienza a desgastarse y produce una enfermedad conocida como artrosis. En algunas personas, bien sea por factores genéticos, traumatismos u obesidad, la artrosis puede aparecer precozmente.

¿El cartílago articular se puede regenerar?

Las lesiones muy pequeñas, menores de 1 mm de diámetro se pueden regenerar, especialmente en pacientes jóvenes. Pero cuando tenemos lesiones más grandes la capacidad de regenerarse del cartílago son muy limitadas.

¿Por qué la obesidad puede dañar el cartílago articular?

El sobrepeso daña el cartílago por dos mecanismos: por el efecto directo que tiene el peso sobre el cartílago aumentando el desgaste y por la alteración hormonal con elevación de hormonas como la leptina, interleukina 1 y factor de necrosis tumoral. Estas hormonas hacen que se acelere el desgaste del cartílago y aumenta la inflamación.

¿El ejercicio físico puede prevenir el daño del cartílago articular?

Si, una cantidad moderada de ejercicio puede prevenir el daño al cartílago porque el movimiento incrementa la nutrición del condrocito, además el ejercicio físico está vinculado a una disminución de la obesidad.

Sin embargo no parece suceder lo mismo con los atletas de élite: diversos estudios indican que hasta el 50% de los jugadores de básquet tienen lesiones en sus cartílagos, aún siendo asintomáticos. Además si un atleta sufre una lesión de meniscos o del ligamento cruzado anterior, su posibilidad de tener una lesión del cartílago se incrementa hasta en un 70%.

En los futbolistas profesionales vemos con mucha frecuencia el llamado "tobillo del futbolista", que no es más que el desgaste acelerado del cartílago del tobillo por las múltiples lesiones que han sufrido durante su carrera. De manera que el ejercicio, como todo, con moderación.

¿La glucosamina con condrotin puede regenerar el cartílago articular?

Diversos estudios han demostrado que puede disminuir el dolor en pacientes con daño moderado, especialmente en rodillas. En pacientes con lesiones muy severas no parece haber cambios.

Hay que recordar, sin embargo que no debe ser el único tratamiento para las lesiones del cartílago, hay que acompañarlo de rehabilitación, bajar de peso y viscosuplementación, según sea el caso. En pacientes diabéticos u obesos hay que tomarlo con precaución porque puede subir la glicemia. Su capacidad de regenerar cartílago está en estudio y genera controversias.

¿El ácido hialurónico puede regenerar el cartílago articular?

Si, las infiltraciones con ácido hialurónico en rodillas, tobillos, hombros disminuyen los síntomas y pueden revertir el proceso de degeneración del cartílago en artrosis leve y moderada.

¿Cómo se puede tratar quirúrgicamente las lesiones del cartílago articular?

Existen varias opciones de tratamiento:

Desbridamiento: En lesiones leves del cartílago, mediante artroscopia, en el caso de la rodilla, se realiza un rasurado del defecto condral para estimular el crecimiento de nuevo tejido.

Perforaciones: Pequeñas perforaciones se realizan en el hueso subcondral, y estas lesiones estimulan el crecimiento de un nuevo tejido parecido al cartílago. El defecto debe ser menor de 2 centímetros y se realizan de 5 a 15 perforaciones con un clavo de Kirschner a través de un artroscopio. El cartílago que se forma es un tejido cicatrizal, no es cartílago hialino, sino fibrocartilago, por lo tanto no tiene la misma calidad ni resistencia que un cartílago normal. Debe ser acompañado por un período de rehabilitación.

Mosaicoplastia: En la mosaicoplastia se realiza injerto de pequeños pedazos de cartílago de áreas donde no se necesitan hasta áreas que soportan peso y causan dolor.

Su indicación más precisa son lesiones menores de 2 centímetros en pacientes menores de 50 años. Tiene como ventaja que se realiza por artroscopia, en un sólo tiempo quirúrgico y que no se requiere de un laboratorio como en el injerto de células cultivadas.

Injerto de células cultivadas: Se toman un pequeño pedazo de cartílago y se envía a un laboratorio, donde se cultiva, y a los dos o tres meses se realiza una nueva intervención donde se implantan en las áreas dañadas. Tiene unas indicaciones semejantes a la mosaicoplastia, con la desventaja de que requiere de dos actos quirúrgicos.

Si el desgaste del cartílago es en áreas muy grandes y en un paciente mayor u obeso, estas técnicas no tienen el mismo éxito.

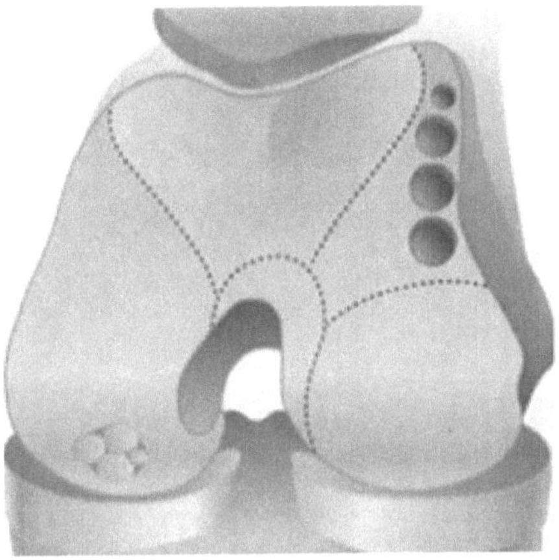

¿Sirve el tratamiento con infiltraciones intraarticulares de Factores de Crecimientolo plaquetario para regenerar el cartílago articular?

Si. Los resultados son cada vez más prometedores.

. ¿Qué puedo hacer para mantener sano el cartílago articular?

Evite el sobrepeso. Es uno de los factores más importantes para evitar la artrosis, especialmente de la rodilla.

Practique ejercicio, especialmente ejercicio de bajo impacto, como caminar, montar bicicleta o nadar.

Evite lesiones deportivas, hay deportes de contacto como el fútbol que produce gran cantidad de lesiones que a la larga generan daño al cartílago articular.

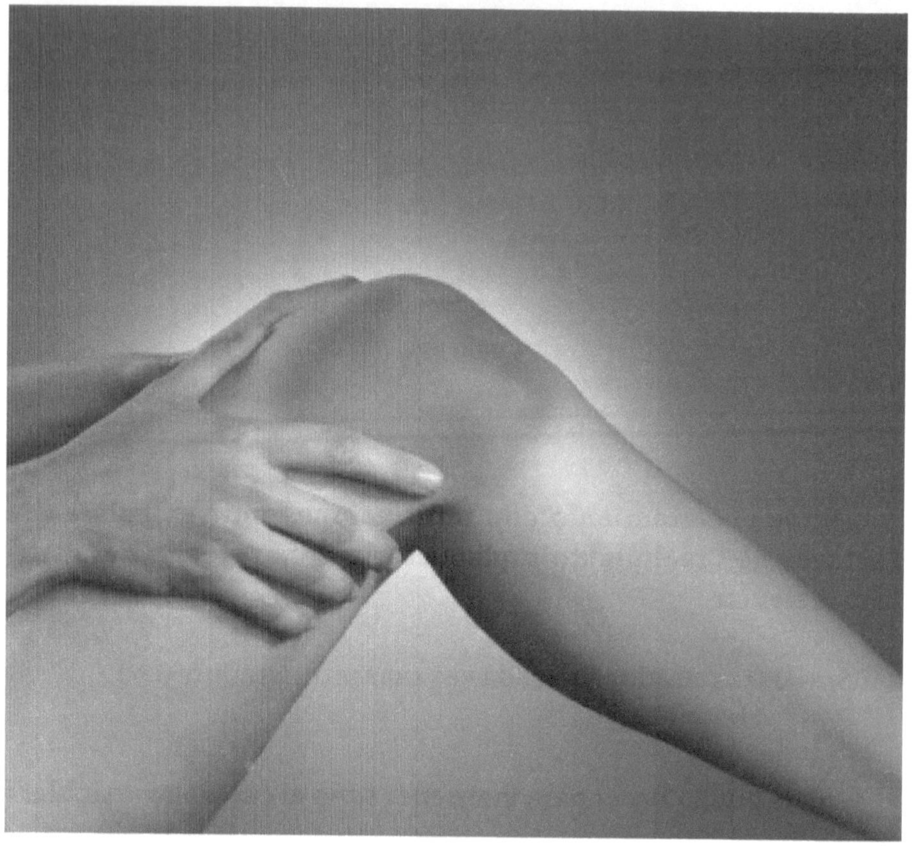

ARTROSIS DE RODILLA

¿Qué es la Artrosis de Rodilla?

La artrosis de rodilla es una enfermedad degenerativa de la articulación, en la cual hay un desgaste progresivo del cartílago articular que provoca dolor, rigidez y deformidad.

¿Qué es el cartílago articular?

El cartílago articular es una capa que cubre la superficie de la articulación, y que tiene las funciones de servir como amortiguador y disminuir la fricción o roce cuando movemos el miembro. Tiene un color blanquecino, y cuando está sano es brillante.

¿Cómo está formado el cartílago articular?

Está formado por unas células llamadas condrocitos y por fibras de colágeno. Al cartílago articular no llegan terminaciones nerviosas, por lo tanto el dolor de la rodilla no lo produce el cartílago, sino el hueso, el tejido sinovial, la cápsula articular o los ligamentos, tendones y músculos.

Al cartílago tampoco le llegan vasos sanguíneos, su nutrición viene del líquido articular para lo cual es necesario que la rodilla esté en movimiento.

¿Por qué se produce la artrosis de rodilla?

El cartílago articular está siendo constantemente destruido por los traumatismos y luego regenerado por los condrocitos, pero en la artrosis de rodilla la velocidad de destrucción es mayor que la capacidad de las células de regenerarlo.

¿Todos vamos a sufrir de artrosis de rodilla al envejecer?

Sí, pero no todos vamos a tener síntomas. La artrosis es un hecho universal, a partir de los 65 años todos tenemos algún grado de artrosis en las articulaciones así no tengamos síntomas.

¿Por qué en algunas personas es más severa la artrosis de rodilla?

Existen distintos factores, tales como genética, antecedentes de fractura en la rodilla o lesiones de meniscos, lesiones en los ligamentos y deformidades de las extremidades como piernas arqueadas o en X.

*Es muy importante el **sobrepeso**, como factor desencadenante de la artrosis de rodilla. Las personas que tienen un sobrepeso de un 20% tienen de 7-10 veces más riesgo de padecer artrosis de rodilla.*

¿Qué síntomas da la artrosis de rodilla?

El paciente se queja de rigidez, especialmente en la mañana al pararse o al permanecer mucho tiempo sentado. La queja más importante es el dolor, que se incrementa al permanecer mucho tiempo de pie o al subir y bajar escaleras.

¿Qué se encuentra en la radiografía de un paciente con artrosis de rodilla?

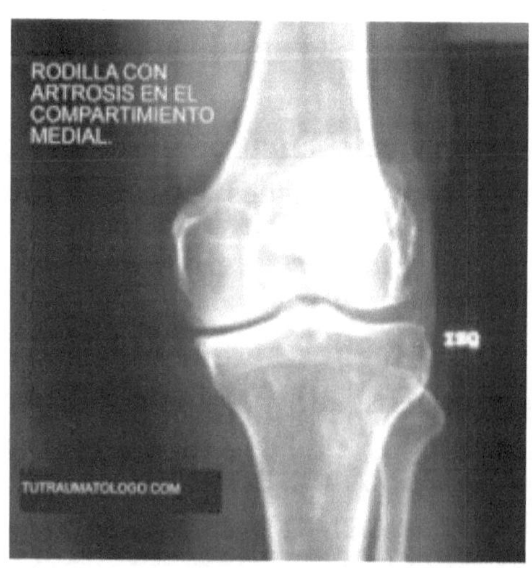

Se consiguen hallazgos radiológicos tales como:

-Disminución de la interlínea articular. La pérdida del cartílago hace ver disminuido el espacio entre el fémur y la tibia.

-Esclerosis subcondral. El hueso que se encuentra debajo del cartílago recibe una cantidad mayor de presión y se forma una línea blanca llamada esclerosis subcondral.

-Osteofitos. Los osteofitos son neoformaciones de hueso que el cuerpo produce como respuesta a un daño en el cartílago articular. Se pueden ver en cualquier articulación con artrosis.

¿El ejercicio puede evitar que me aparezca artrosis de rodilla?

Si, el ejercicio es muy importante, como explicamos más arriba el cartílago de la articulación se nutre con el movimiento, y el ejercicio mejora su alimentación. Además el ejercicio hace que perdamos peso, y la obesidad está directamente ligada a la artrosis de rodilla.

¿El ejercicio de alto impacto puede producir artrosis de rodilla?

Ejercicios como saltar, correr y subir montañas parece estar ligado a un mayor desgaste de la articulación y aparición de artrosis de rodilla. Es preferible practicar ejercicios de bajo impacto como caminar, montar bicicleta y nadar, en especial si ya usted tiene síntomas de artrosis de rodilla.

¿Las pesas son buenas o malas para mis rodillas?

Es muy importante para las rodillas el tener un cuádriceps fuerte. Pero si sufre de artrosis debe realizar los ejercicios bajo supervisión médica.

¿Cuál es el tratamiento de la artrosis de rodilla?

Se trata inicialmente con analgésicos como paracetamol, glucosamina con condroitinsulfato, cremas tópicas, disminución de peso, y ejercicios de bajo impacto. En la artrosis de la articulación patelofemoral es muy importante el fortalecimiento del cuádriceps.

También la inyección intraarticular de ácido hialurónico (Suprahyal, Hyalgan, Synsvisc) parece mejorar la sintomatología y puede revertir el proceso degenerativo en la rodilla con artrosis. Sin embargo recientes artículos ponen en duda la efectividad de este medicamento. Yo en mi consulta utilizo cada vez más el Plasma Rico en Plaquetas.

El Plasma Rico en Plaquetas ha resultado especialmente útil en casos leves y moderados, y hemos hecho un capítulo especial para describirlo.

¿Sirve la artroscopia en el tratamiento de la artrosis de rodilla?

Sólo en casos especiales, cuando la artrosis está asociada a cuerpos libres intra-articulares, o lesiones de menisco muy sintomáticas. De resto, la artroscopia no ha resultado ser superior a la rehabilitación.

¿Cuándo está indicada una prótesis de rodilla en el tratamiento de la artrosis?

La prótesis de rodilla se emplea cuando todo lo demás falla para controlar el dolor. Se reserva a rodillas en muy mal estado y en pacientes de la tercera edad.

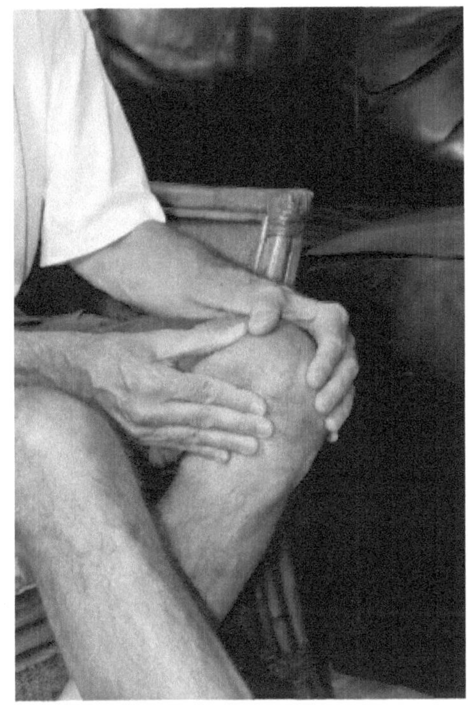

LOS MENISCOS.

Los meniscos son los malos de la película en relación a nuestras rodillas: todo se lo achacamos a estas estructuras. Pero:

¿Qué son los meniscos?

Los meniscos son dos pequeñas estructuras que tenemos en cada rodilla, en forma de medialuna, que sirven para trasmitir las fuerzas entre el fémur y la tibia, y son además estabilizadores de la rodilla. Tienen también la función de distribuir el líquido sinovial a través de la rodilla. Los meniscos resisten grandes cargas de compresión. Absorben parte de la energía cuando saltamos.

¿Cómo se lesionan?

Los meniscos se lesionan especialmente con movimientos de rotación del cuerpo cuando el pie está fijo en el suelo. Esto pasa, por ejemplo, cuando el jugador de básquet o fútbol rota todo el cuerpo con un pie fijo en el suelo. Se ve ahora, muy frecuentemente, en practicantes de Taebo y Karate, cuando lanzan una patada circular mientras mantienen un pie en el suelo.

¿Cómo sé si tengo una lesión en el menisco?

Cuando la lesión acaba de suceder, la persona siente un dolor agudo en la rodilla, que posteriormente se va inflamando. Esta inflamación se debe al sangrado del menisco, que ocasiona el aumento de volumen de la rodilla por la sangre acumulada. Cuando la lesión es crónica, se siente dolor en la rodilla, pero el síntoma más característico es el bloqueo, la persona siente que la rodilla se tranca, y tiene que hacer un esfuerzo para movilizarla.

¿Todas las lesiones se operan?

No, las lesiones se operan sólo si producen síntomas que no

mejoran con el tratamiento conservador.

¿En qué consiste la cirugía de meniscos?

Consiste en la reparación o la resección parcial del menisco. La meniscectomía total ya está en desuso, se reserva a casos muy particulares. Debido a que el menisco tiene una función importante en la mecánica de la rodilla, su resección total aumenta el desgaste del cartílago articular.

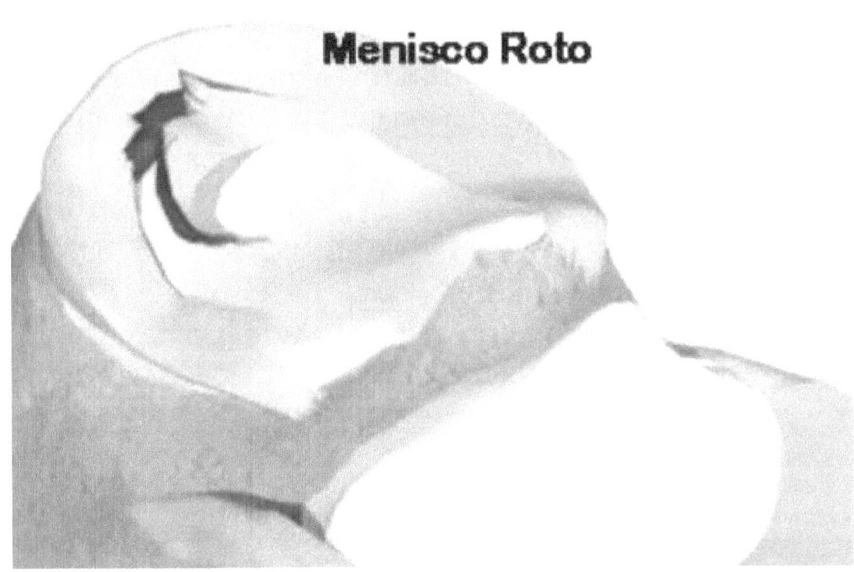

¿Todas las lesiones de menisco se pueden reparar?

No, desgraciadamente no todas los desgarros meniscales se pueden reparar, la sutura de los meniscos sólo se reserva a algunos casos que el médico determina. En la mayoría de los casos se hace la meniscectomía parcial, esto es la resección de la parte lesionada.

¿Qué es un menisco discoide?

Es un menisco de forma anormal, no como semiluna, sino como un disco. Es congénito, y se opera si produce síntomas o si se desgarra, ya que es más frágil que un menisco normal.

¿Qué es un quiste de menisco?

Es la formación de un nódulo en el menisco. La causa puede ser traumática o degenerativa.

¿Qué es la artroscopia?

Es un método mínimamente invasivo para diagnosticar y tratar problemas articulares. Es el método más comúnmente usado en los problemas de meniscos, y tiene como ventaja que la cicatriz es pequeña y el post-operatorio es menos doloroso.

En la artroscopia se utiliza una cámara y un instrumental motorizado diminuto, de manera que puedan meterse por dos incisiones a cada lado del tendón rotuliano, no mayores de 1 centímetro.

¿Cuánto tiempo de hospitalización requiere la artroscopia?

Generalmente requiere 24 horas de hospitalización, puede incluso realizarse de manera ambulatoria, depende de las condiciones del paciente.

LAS TENDINITIS DE LA RODILLA.

Los pacientes que acuden a la consulta por dolor de rodilla generalmente culpan de todos sus males a los meniscos. Sin embargo muchas veces es una tendinitis la causa de sus males, y debe el médico hacer el diagnóstico porque el tratamiento es diferente. Veamos de qué se trata:

¿Qué es una tendinitis?

El sufijo itis se refiere a inflamación. Tendinitis es la inflamación de un tendón, que es una estructura fibrosa que une un músculo con un hueso.

¿Qué causa una tendinitis de rodilla?

Generalmente es causada por un esfuerzo repetitivo, o por un movimiento brusco como una caída. En ocasiones el desencadenante no es claro.

¿Cuáles son los tendones que se inflaman con más frecuencia en la rodilla?

Los tendones que con más frecuencia se afectan son:

- Tendón rotuliano.
- Tendón del cuádriceps
- Tendones poplíteos.
- Tendón de la pata de ganso.

¿Qué síntomas caracterizan la tendinitis de rodilla?

El síntoma principal de la tendinitis es el dolor, que se agrava cuando realizamos una actividad física, y mejora cuando estamos de reposo o no salimos de la casa.

¿A qué se conoce como la rodilla del saltador?

La rodilla del saltador es una enfermedad causada por la inflamación crónica del tendón rotuliano, que es el tendón que une la rótula con la tibia. Como su nombre lo indica se produce en deportistas que realizan saltos, o carreras rápidas como en el futbol o el basquetbol.

¿Qué es la tendinitis de la pata de ganso?

En la parte interna de la tibia, cerca de la rodilla, se insertan juntos tres tendones: semitendinoso, sartorio y recto interno. A esta inserción se le conoce como la pata de ganso, debido a su semejanza con la extremidad de esta ave. A la inflamación de este tendón se le conoce como la tendinitis de la pata de ganso, y es una enfermedad frecuente en la consulta de traumatología. Se diagnostica por un dolor intenso en la parte superior de la pierna, que el examinador encuentra al tocar este sitio.

¿Cómo se tratan estas enfermedades?

El médico debe hacer un diagnóstico preciso, luego puede indicar reposo, antiinflamatorios y frío local. En algunos casos puede realizar infiltraciones en el sitio afectado, pero hay una excepción, el tendón rotuliano nunca se debe infiltrar porque se debilita y puede romperse.

En la mayoría de los casos el pronóstico es favorable, evoluciona satisfactoriamente en un periodo corto de tiempo.

¿Cómo puedo evitar tener una tendinitis en la rodilla?

• Si hace ejercicio físico debe antes realizar un periodo de calentamiento.

• Si durante la práctica de un deporte siente dolor es importante que pare, tome algún analgésico y si el dolor persiste acuda al médico.

• No sea un deportista de fin de semana, el ejercicio físico es muy beneficioso pero debe realizarse con constancia.

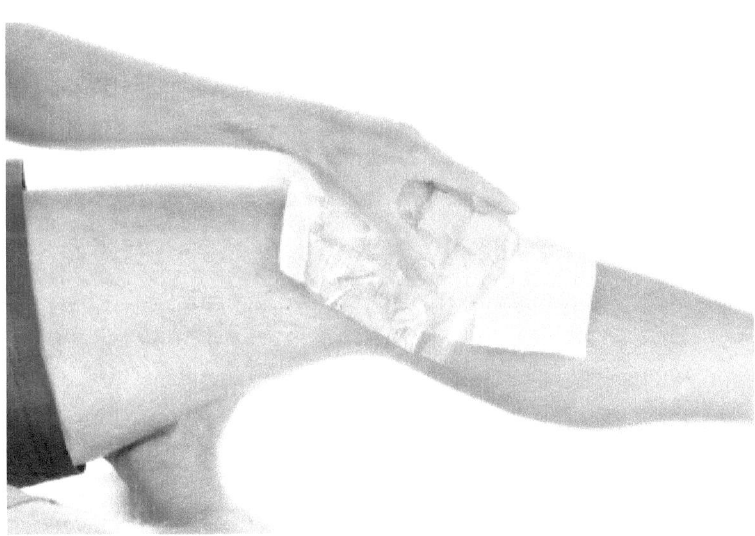

LA PLICA ROTULIANA O PATELAR DE LA RODILLA.

¿Qué es una plica de la rodilla?

Una plica es un pliegue que existe en la rodilla de los fetos, y que normalmente desaparece en el quinto mes de gestación, pero que en algunas personas persiste hasta la edad adulta y causa dolor. El nombre viene del latín *"plica "*, que quiere decir pliegue. Es un trastorno común, pero al cual se le dedica muy poca atención, inclusive entre los traumatólogos. En un conocido libro sobre rodilla, que tiene más de 2000 páginas, se le dedica sólo 4 al tema de la plica.

¿Cuántos tipos de plica existen en la rodilla?

Existe la plica superior, interna y lateral, dependiendo de la ubicación de la misma en relación a la rótula. Se calcula que una de cada 3 personas puede tener una plica rotuliana.

¿Por qué escuchamos tan frecuentemente sobre este problema en la actualidad?

Aunque las plicas siempre han existido, hoy en día se diagnostican con más facilidad por dos razones: la aparición de la Resonancia Magnética Nuclear, que permite detectar estructuras en la rodilla que no se pueden ver en la radiografía, y el desarrollo de la artroscopia, que es un método terapéutico y de diagnóstico que permite descubrir y tratar esta patología mediante incisiones mínimas en piel.

¿Qué síntomas da la plica de rodilla?

Las plicas en su mayoría son asintomáticas, pero cuando se irritan pueden causar dolor o molestia en la rodilla, así como bloqueo o crepitación de la misma. El dolor es producido por el movimiento, y se alivia con el reposo. Estos síntomas son muy semejantes a los de patología de meniscos. Al examinar al paciente el médico debe distinguir entre estas dos patologías, además diferenciar la plica de otro problema de rodilla frecuente llamado condromalacia.

¿Qué estudio debe realizar el médico para diagnosticar la plica?

En la radiografía no se puede ver la plica. El estudio que con más claridad se diagnostica es la Resonancia Magnética Nuclear.

¿Si las plicas son tan frecuentes, por qué en algunos casos comienzan a dar síntomas?

Algún desencadenante como un traumatismo fuerte en la rodilla puede hacer que se inflamen e irriten y dejen de ser una estructura fina y delgada, y se vuelvan gruesas.

¿Cómo se tratan las plicas cuando dan síntomas?

Se indica reposo y analgésicos antiinflamatorios. Si los síntomas persisten, entonces es necesaria la resección de la plica mediante una cirugía mínimamente invasiva conocida como artroscopia. Con un instrumento diminuto se corta la plica.

Lo que hay que destacar en relación a las plicas, es que son muy frecuentes, que en la mayoría de los casos son inofensivas, y que sólo se tratan cuando causan síntomas.

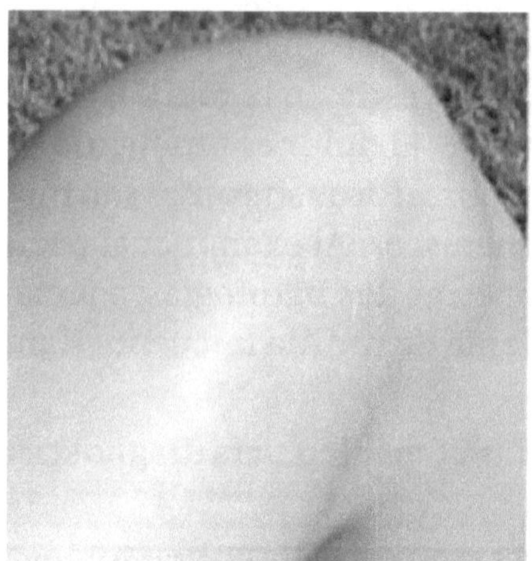

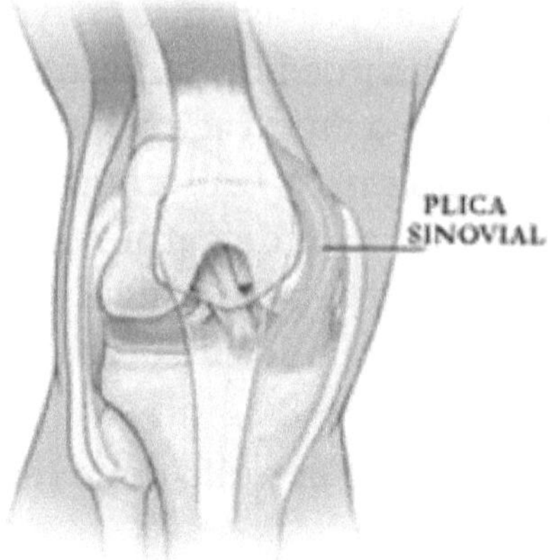
PLICA
SINOVIAL

DOLOR DE RODILLA EN NIÑOS: LA ENFERMEDAD DE OSGOOD-SCHLATTER

¿Qué es la enfermedad de Osgood Schlatter?

Se trata de una enfermedad muy frecuente en niños y adolescentes deportistas, que causa dolor intenso en las rodillas. Se origina por una inflamación de la tuberosidad anterior de la tibia por un uso repetitivo de esta. Es especialmente frecuente en varones deportistas entre 11 y 15 años, sin embargo puede verse en niñas.

¿Por que tiene este nombre?

Se debe a que dos médicos, cada uno por separado, la describieron en los años 30 del siglo pasado. Estos descubrimientos coincidieron con la popularización de los rayos X. También se le llama Osteocondritis de la tuberosidad anterior de la tibia.

¿A qué se debe la enfermedad de Osgood Schlatter?

Es una lesión por exceso de uso en un paciente que está esqueléticamente inmaduro. El músculo cuádriceps, que se inserta en la tibia, ocasiona una inflamación en el punto de inserción.

¿Existe algún deporte que esté especialmente asociado a la enfermedad?

Si, la enfermedad es especialmente frecuente en jóvenes que practican fútbol. Se debe a que en este deporte se realizan contracciones intensas del cuádriceps cuando el niño golpea la pelota.

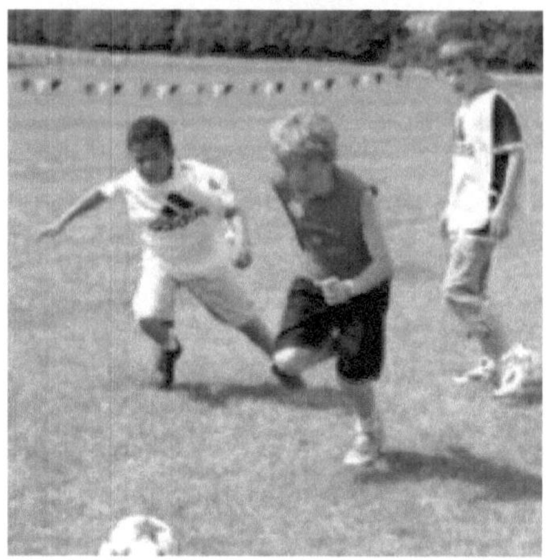

¿Es necesario que lleve a mi hijo al traumatólogo si tiene estos síntomas?

Si, a pesar de que es una enfermedad relativamente benigna, es necesario que el traumatólogo evalúe el paciente y haga un diagnóstico diferencial con otras patologías que si pueden ser graves, como tumores del hueso.

¿Cómo se diagnostica la enfermedad?

El médico debe realizar una historia clínica, examinar al paciente y tomar una radiografía. Al examen físico puede encontrarse una protuberancia en la tuberosidad anterior de la tibia. La radiografía también suele ser característica. Generalmente no es una enfermedad de difícil diagnóstico.

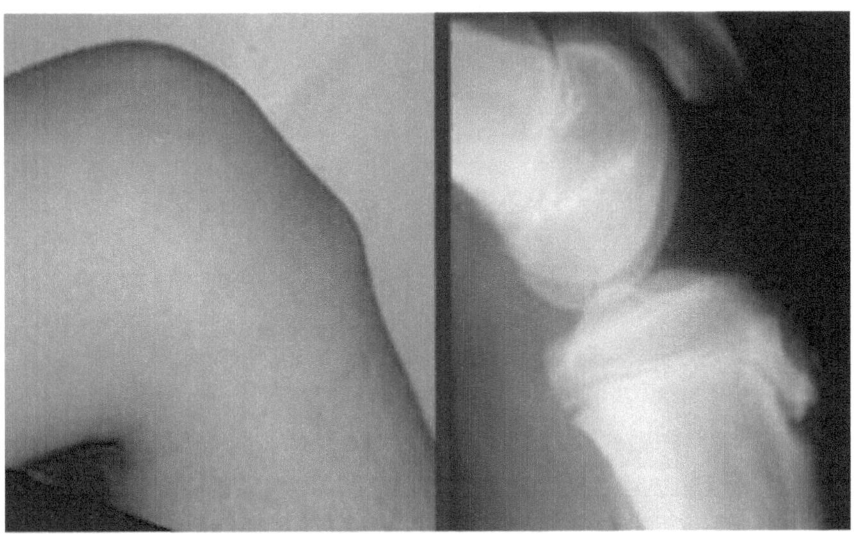

¿Cómo se trata la enfermedad de Osgood- Schlatter?

Se trata con reposo, antiinflamatorios, y si esto no es suficiente se inmoviliza la rodilla. Excepcionalmente es necesaria la cirugía.

QUISTE DE BAKER DE LA RODILLA

¿Qué es un quiste de Baker?

El quiste de Baker es una formación de contenido líquido que se localiza en la región posterior de la rodilla o hueco poplíteo. También es conocido como quiste poplíteo.

¿A quién se debe su nombre?

Al médico británico William Morrant Baker, quien lo describió por primera vez en 1885, en la revista del Hospital St. Bartolomew, de Londres. En esa época no existía la traumatología como especialidad, y el doctor Baker era un cirujano general, que no sólo trataba articulaciones, en realidad su especialidad era la cirugía de los riñones.

¿Cómo se origina el quiste de Baker?

Lo causa la producción excesiva de líquido sinovial, ocasionado por un problema intra-articular como una lesión de meniscos, un problema de artrosis o artritis reumatoide. Las rodillas, como todas las articulaciones, tienen un lubricante conocido como líquido articular. Este líquido funciona como el aceite de una bisagra, disminuyendo la fricción. Cuando hay un problema en la articulación, esta reacciona produciendo mayor cantidad de líquido, esto se conoce como derrame articular. El exceso de líquido se acumula en la región posterior de la rodilla, ocasionando el quiste.

¿Puede el quiste cambiar de tamaño?

Si, porque el tamaño del quiste depende de la cantidad de

líquido que existe en la articulación. Por esto es que hay días que lo vemos grande y otros más pequeño, incluso no verse.

¿Este quiste es una bursitis?

Si, el quiste consiste en la acumulación de líquido en la bursa gastrocnemio-semimembranosa, que es una de las quince bursas que existe en la rodilla. Esta bursa se encuentra en la región posterior de la rodilla y se comunica con la articulación mediante una especie de válvula de una sola vía. De manera que el término más adecuado debería ser bursitis y no quiste, pero la costumbre ha impuesto el segundo nombre.

¿El quiste de Baker puede ser canceroso?

No, el quiste de Baker es una formación totalmente benigna, no es ni se puede volver canceroso.

¿Qué síntomas produce el quiste de Baker?

Si es pequeño puede no causar ningún síntoma. Cuando el quiste es grande produce dolor e incomodidad al extender el paciente la rodilla. Es importante destacar algo, hay que diferenciar si el dolor se debe al quiste de Baker, o si es debido a un menisco roto, o a un problema de artrosis asociado con el quiste.

¿Cómo se diagnostica un quiste de Baker?

El paciente puede referir dolor al extender la rodilla, que mejora cuando la flexiona, este es el llamado signo de Foucher, y es debido a la distensión del quiste. Al examen físico se consigue una masa palpable en la región poplítea, dolorosa y de contenido líquido. La resonancia magnética es la prueba más específica para diagnosticar este quiste, y para diferenciarlo con otras patologías como tumores o aneurismas de la arteria poplítea. También el ultrasonido puede ser de utilidad en el diagnóstico de la enfermedad.

¿Qué pasa si se rompe el quiste de Baker?

Rara vez sucede, cuando se rompe, el líquido sinovial del quiste se aloja en la pantorrilla, produciendo un cuadro clínico semejante a una trombosis venosa profunda, llamado síndrome de pseudotromboflebitis.

¿Cómo se trata el quiste de Baker?

Si el quiste no es doloroso, requiere sólo de observación y de tranquilizar al paciente mediante un diagnóstico preciso. Si causa sensación de peso, se puede aspirar con una inyectadora y colocar una pequeña dosis de esteroide, aunque en ocasiones puede reproducirse. Si existe una patología intra-articular como una lesión de meniscos, debe de realizarse una artroscopia de rodilla. No se debe operar únicamente el quiste, porque él es la manifestación de un problema intra-articular, y si este problema no se trata, vuelve a aparecer.

¿Lo vemos solamente en adultos?

No, también puede verse en niños, pero en ellos no está relacionados a patologías intra-articulares como en los adultos, y generalmente se resuelven espontáneamente con el desarrollo. El quiste de Baker de los niños no se comunica con la articulación, y, salvo casos excepcionales, no debe operarse.

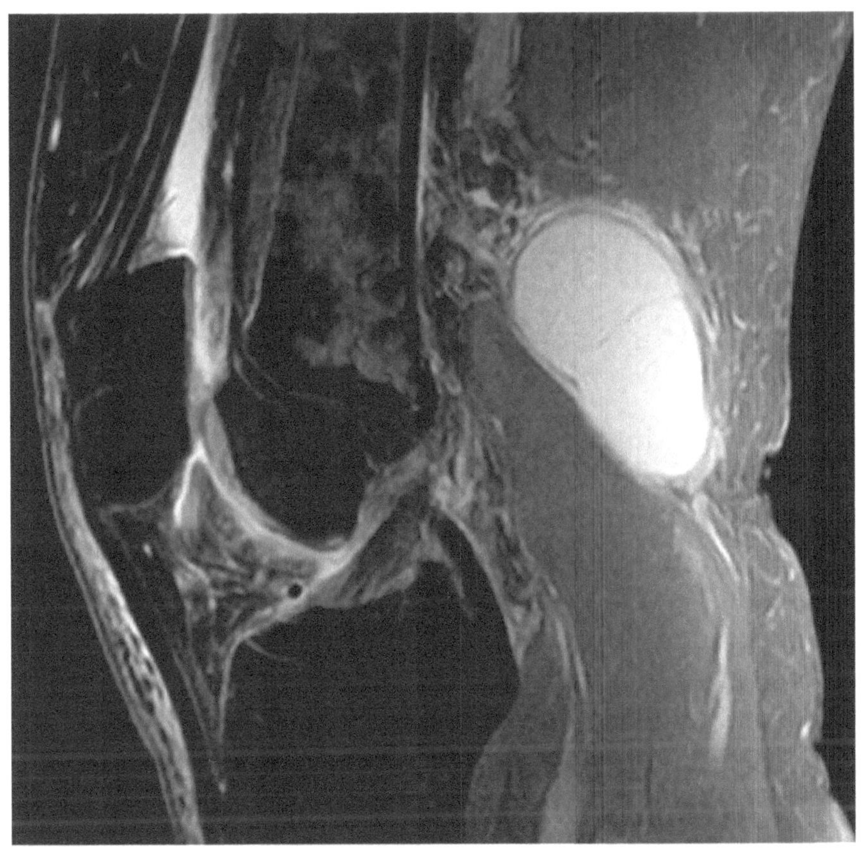

EL LIGAMENTO CRUZADO ANTERIOR

Este ligamento es una de las estructuras más importante de la rodilla, y se ve lesionado en traumatismos violentos, bien sea por accidentes de tránsito o por deportes de contacto. En nuestra ciudad estamos viendo muchas lesiones de este tipo por la epidemia de accidentes en los cuales están involucrados motorizados, quienes por la escasa protección que ofrecen sus vehículos son los más afectados, especialmente en sus extremidades inferiores.

¿Qué es el ligamento cruzado anterior?

Un ligamento es una banda de tejido fibroso que une dos huesos en una articulación. El ligamento cruzado anterior es el más importante de los ligamentos de la rodilla, fue descrito por primera vez en el siglo II de nuestra era por el médico romano Claudius Galeno, quien lo llamó genus cruciata. Los romanos antiguos no tenían motos, pero seguramente las caídas de caballo y los traumatismos de guerra les causaban problemas.

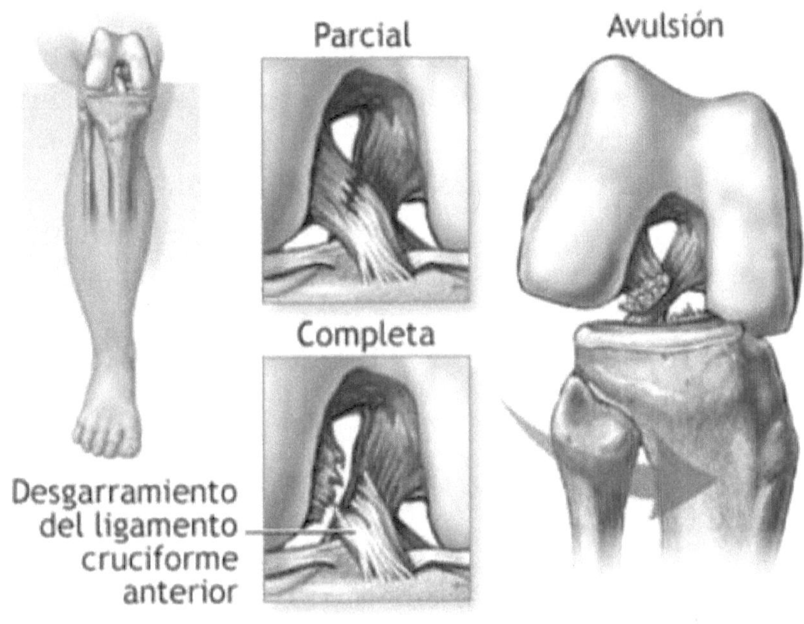

¿Por qué se llama cruzado?

En el centro de la rodilla tenemos dos ligamentos: cruzado anterior y cruzado posterior. Ellos se cruzan uno sobre el otro, como uno de esos panes que se consiguen en las panaderías de Caracas y que también se llaman cruzados.

¿Qué función tiene el ligamento?

Es el más importante estabilizador de la rodilla. Se dice que es la columna vertebral de la rodilla, porque le da el 90% de la estabilidad. Algunos traumatólogos lo llaman la "señorita" de la rodilla, por lo delicado que es y la importancia de su función. El ligamento cruzado posterior rara vez se lesiona. Como dato curioso, las mujeres tienen más tendencia que los hombres a sufrir de lesiones del LCA, por la anatomía de sus piernas.

¿Qué siente el paciente cuando se rompe?

Generalmente se trata de un accidente muy severo, como hemos dicho anteriormente. El paciente siente que la rodilla "se le va". Puede sentir como algo que se rompe por dentro y en cuestión de horas la rodilla se inflama por la sangre derramada.

¿Cómo diagnostica el médico la lesión?

Con unas maniobras específicas llamadas Lachman y cajón anterior. La resonancia magnética nuclear complementa el diagnóstico.

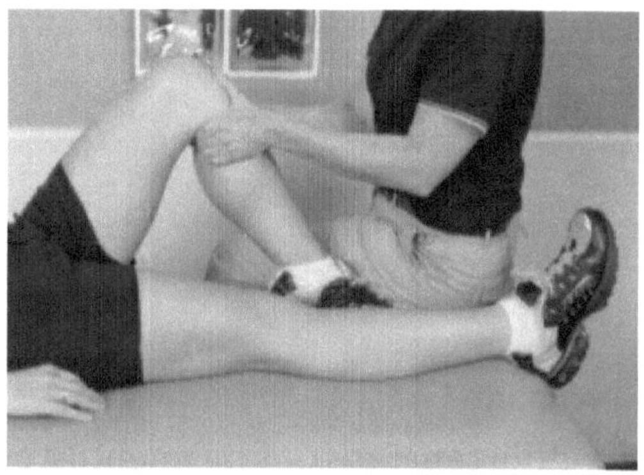

¿Qué otra lesión puede tener el paciente cuando se rompe el cruzado?

Alrededor de un 50% de los pacientes con lesión del LCA tienen además una lesión de un menisco y del ligamento colateral. Esta es la llamada tríada infeliz de la rodilla o tríada de O ´Donoghue. En estos casos debe repararse simultáneamente la lesión del menisco.

¿Es necesario operar toda lesión del cruzado?

Se operan los siguientes casos:

- Lesión de más del 50% del LCA.
- Rodilla inestable.
- Paciente menor de 45 años y físicamente activo.

Si la rodilla es estable, y se trata de un paciente que no participa en actividades deportivas, entonces no es necesario el tratamiento quirúrgico. En las rodillas inestables cambia todo, estas se van deteriorando poco a poco, por lo cual es necesaria la cirugía.

¿Cómo se repara el Ligamento Cruzado Anterior?

El LCA no se puede suturar cabo a cabo, como cualquier otro ligamento, ya que así no se obtiene estabilidad suficiente. Para repararlo hay que tomar injerto de otra parte de la rodilla y colocarlo en el lugar donde estaba el LCA. Actualmente se usan dos fuentes de injerto: el tendón patelar y unos tendones de la rodilla llamados semitendinoso y gracilis. La cirugía se realiza con el auxilio del artroscopia, y los cabos del injerto se fijan con tornillos especiales de titanio.

¿Cuánto tiempo después de ocurrida la lesión del cruzado se debe operar?

Este es un punto de controversia, generalmente se deja que la pierna se "enfríe", es decir, que se desinflame y así obtener mejor resultado. Debe transcurrir entre 2 y 4 semanas como mínimo para realizar la cirugía.

¿Puede regresar el paciente al 100 % de su capacidad física previa a la lesión?

Si, actualmente un 90% de los pacientes pueden conseguir una recuperación total después de la lesión. Es muy importante el cumplimiento de la fisioterapia después de la operación.

¿Cuánto tiempo es necesario para la recuperación?

Pueden ser necesarios hasta 6 meses para la recuperación total del paciente, y que pueda volver a sus actividades habituales.

EL LIGAMENTO CRUZADO POSTERIOR

El ligamento cruzado posterior es, junto con el ligamento cruzado anterior, un importante estabilizador de la rodilla y se ve lesionado en traumatismos violentos, bien sea por accidentes de tránsito o por deportes de contacto como el fútbol.

¿Qué es el ligamento cruzado posterior?

Un ligamento es una banda de tejido fibroso que une dos huesos en una articulación. El ligamento cruzado posterior le da estabilidad posterior a la rodilla, y cuando se lesiona se produce un despla-zamiento de la rodilla hacia atrás al practicar una prueba conocida como cajón posterior.

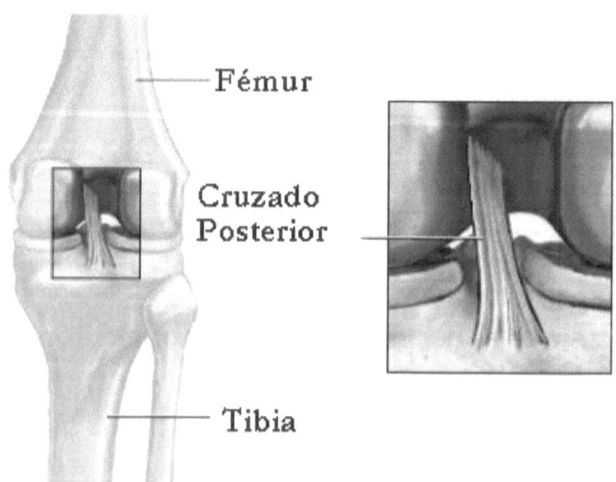

¿Cómo se lesiona el ligamento cruzado posterior?

El ligamento cruzado se lesiona cuando la rodilla está en

flexión y se recibe un golpe en la tibia. Esto sucede, por ejemplo, cuando ocurre un choque y el tablero del vehículo golpea la pierna del conductor.

¿Cómo se diagnostica la lesión del ligamento cruzado posterior?

La lesión se diagnostica con el interrogatorio, examen físico y Resonancia Magnética Nuclear.

¿Cuál es el tratamiento de lesión del ligamento cruzado posterior?

A diferencia del ligamento cruzado anterior, el posterior tiene cierto potencial de cicatrización, y el tratamiento inicial puede ser conservador, con inmovilización y terapia física.

Si la inestabilidad persiste a pesar del tratamiento conservador entonces el tratamiento es quirúrgico. Usamos injerto de tendón de Aquiles de cadáver parar reemplazar el ligamento roto y lo fijamos con tornillos especiales. El tratamiento se realiza asistido por
artroscopia.

Generalmente se trata de un accidente muy severo, como hemos dicho anteriormente. El paciente siente que la rodilla "se le va". Puede sentir como algo que se rompe por dentro y en cuestión de horas la rodilla se inflama por la sangre derramada.

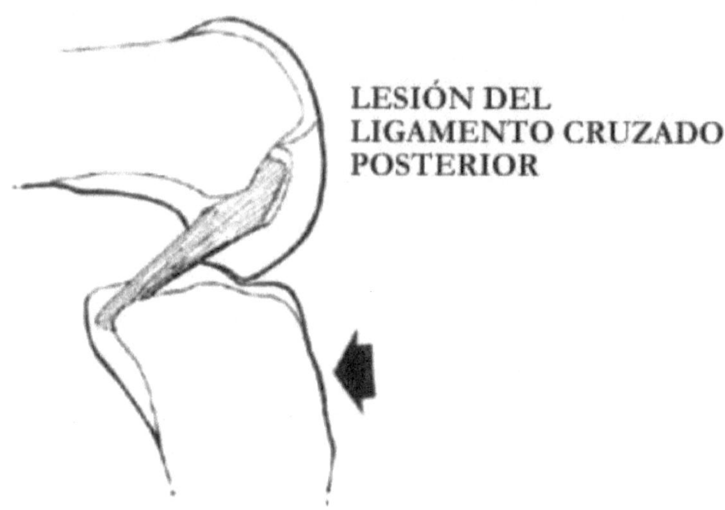
LESIÓN DEL
LIGAMENTO CRUZADO
POSTERIOR

TUTRAUMATOLOGO.COM

LA PRÓTESIS DE RODILLA.

Desde los años 60 del siglo pasado se comenzaron a producir grandes avances en el reemplazo articular, con la prótesis de cadera de Charnley. Sin embargo las prótesis de rodilla tardaron más en popularizarse, los primeros modelos eran simples bisagras, con muy poca durabilidad. Fue hasta mediados de los años 70 del siglo XX, que se comenzaron a diseñar prótesis anatómicas modernas que lograron que hoy en día sea una de las operaciones más frecuentes en el reemplazo articular.

¿Qué es la artroplastia total de rodilla?

Es una operación destinada a aliviar el dolor y mantener la función en pacientes con problemas severos de la rodilla, que no han respondido a otros tratamientos. Se coloca una prótesis de materiales especiales, para proporcionar una larga duración al implante.

¿Cuánto dura una prótesis de rodilla?

Una prótesis no dura eternamente, ella se desgasta y afloja con el tiempo, pero actualmente la mayoría puede permanecer entre 20 y 30 años sin causar síntomas, después de esta fecha pueden causar molestias. Es por esto que uno hace lo posible por no operar pacientes jóvenes, porque hay que hacer una segunda operación después para cambiar la prótesis.

Sin embargo los nuevos materiales empleados para en prótesis de rodilla y cadera parece que son más resistentes al desgaste, y por lo tanto las nuevas prótesis van a durar mucho más. El tiempo nos lo dirá.

¿En qué enfermedades se realiza el reemplazo total de rodilla?

Las más frecuentes son Osteoartritis u Artrosis, Artritis Reumatoide. Los pacientes deben tener dolor que impida la actividad habitual, y que no pueda ser tratado con medicinas, ni medidas generales. Yo comparo esto con una extracción de una muela. Se hace todo lo posible por conservarla y sólo se extrae cuando no hay más remedio. Así es la prótesis de rodilla, sólo se coloca cuando los demás tratamientos han fallado.

¿Qué opciones tengo antes de colocarme una prótesis?

Muchas opciones: Bajar de peso, rehabilitación, infiltraciones con ácido hialurónico o Plasma Rico en Plaquetas, plantillas.

¿Qué exámenes me debo hacer antes de una artroplastia total de rodilla?

Debe tener una evaluación preoperatoria completa que incluya exámenes de sangre, evaluación por un internista y evaluación odontológica. Esta última se realiza para descartar infecciones que puedan comprometer la intervención.

¿Qué me indicaran para controlar el dolor?

El tratamiento inicial se realizará con analgésicos vía endovenosa, luego se hará con tratamiento oral.

¿Qué es la trombosis venosa y que hará el médico para prevenirla?

Después de la operación usted tendrá aumentado el riesgo de formar coágulos en las venas de sus piernas, estos coágulos pueden viajar hasta los pulmones y causar serios problemas, para prevenir esto su médico le indicará los primeros días un tratamiento anticoagulante especial, generalmente mediante inyecciones subcutáneas. También le puede indicar el uso de medias especiales y ejercicios de flexión y extensión de los tobillos como si moviera un pedal.

¿Qué otras complicaciones puede tener la operación y que hará el médico para prevenirlas?

Infección. Es el problema más temido por el traumatólogo. La mejor manera de prevenirlo es, en primer lugar descartar la presencia de cualquier foco infeccioso antes de la intervención, sea infección urinaria, odontológica o cutánea. En segundo lugar el cirujano va a extremar las medidas de antisepsia durante el acto quirúrgico, y en la medida de lo posible disminuir el tiempo de la intervención.

Fractura. De nuevo una adecuada técnica quirúrgica disminuye el riesgo de esta complicación.

¿Cuándo puede regresar a su casa?

Generalmente después de las 48 horas, según el tipo de cirugía y las complicaciones que se hayan presentado.

¿Cuándo iniciaré la rehabilitación, después de la operación?

La terapia se puede comenzar incluso el día siguiente de la operación. En el postoperatorio se le enseñarán ejercicios isométricos para el cuádriceps, es decir, contracciones del muslo sin moverlo. Dependiendo del resultado de la operación se iniciará el apoyo y los movimientos.

¿Cuándo me retirarán los puntos o grapas?

Entre tres y cuatro semanas, depende de la evolución de la herida.

¿Podré tener una vida normal después de la operación?

Lo importante es que se va a controlar el dolor. Una prótesis no es tan fuerte como una rodilla sana, usted tendrá limitaciones como actividades deportivas intensas, pero podrá realizar sus actividades habituales como caminar, subir y bajar escaleras, bailar y hasta montar bicicleta. No se recomienda correr, y es muy importante el controlar el peso después de la operación, para que el implante dure el mayor tiempo posible.

¿Qué precauciones debo tener cuando voy al odontólogo después de la operación?

En los procedimientos odontológicos existe el riesgo de que las bacterias penetren al torrente sanguíneo, y viajen hasta su prótesis, provocando una infección. De manera que se debe tomar la precaución de tomar una dosis de antibiótico, que le mandará su traumatólogo, antes de cada procedimiento dental.

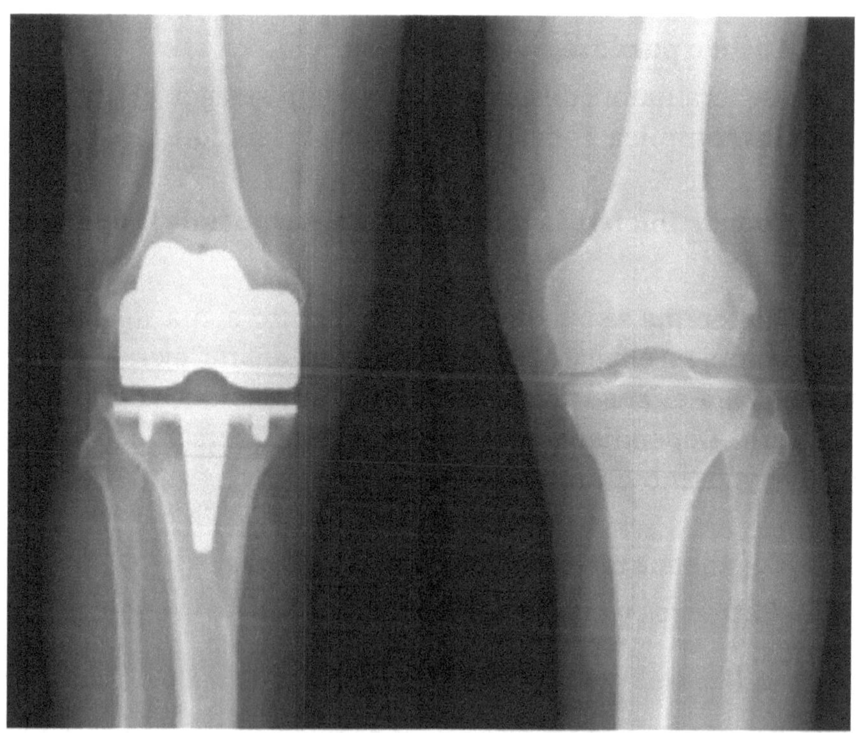

Gracias por comprar nuestro libro, cualquier duda envíenos un correo a juancalbornoz@hotmail.com

SOBRE EL AUTOR

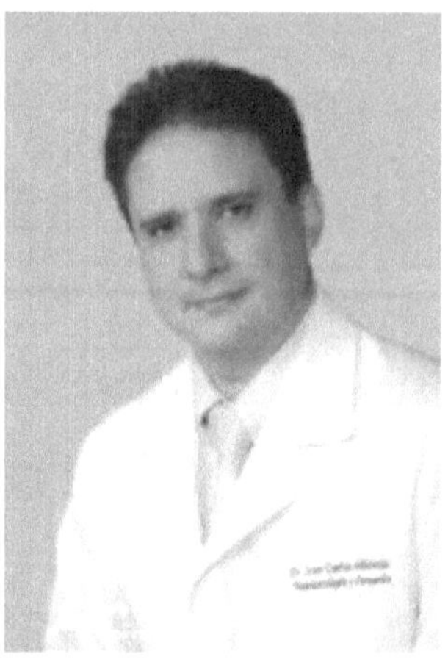

El Dr. Juan Carlos Albornoz, nació en Caracas, cursó estudios de Medicina en la Universidad Central de Venezuela y realizó estudios de Postgrado en la especialidad de Traumatología y Ortopedia.

Ha publicado más de 20 trabajos en revistas científicas y congresos de traumatología, obteniendo en 2 oportunidades premios nacionales por mejor trabajo libre (2002 y 2003). Escribe regularmente sobre su especialidad en varias revistas de circulación nacional y a través de redes sociales.

Sus artículos están escritos en el lenguaje más sencillo posible, para que el lector sin experiencia médica entienda los problemas del área osteoarticular.

En la actualidad ejerce la traumatología en la Policlínica Méndez Gimón, en Caracas.

AGRADECIMIENTOS

A mi padre Profesor José Hernán Albornoz, por haber revisado la redacción del libro.